눈높이
트레이닝

눈높이 트레이닝

초판 1쇄 발행 2025년 9월 26일
2쇄 발행 2025년 9월 29일

지은이 장우석, 전하영
펴낸이 장길수
펴낸곳 지식과감성#
출판등록 제2012-000081호

교정 이주연
디자인 정윤솔
편집 정윤솔
검수 한장희, 이현
마케팅 김윤길

주소 서울시 금천구 벚꽃로298 대륭포스트타워6차 1212호
전화 070-4651-3730~4
팩스 070-4325-7006
이메일 ksbookup@naver.com
홈페이지 www.knsbookup.com

ISBN 979-11-392-2824-3(03510)
값 18,500원

- 이 책의 판권은 지은이에게 있습니다.
- 이 책 내용의 전부 또는 일부를 재사용하려면 반드시 지은이의 서면 동의를 받아야 합니다.
- 잘못된 책은 구입하신 곳에서 바꾸어 드립니다.

지식과감성#
홈페이지 바로가기

흉내 낸 운동 자세가
오로지 나의 운동으로
변해가는 과정

장우석 · 전하영 지음

초등학생도 읽을 수 있는 운동 서적

눈높이
트레이닝

지식과감성#

프롤로그

등으로 당기라고? 도대체 그게 무슨 말이야?

운동을 시작한 지 몇 달째.
하루 3시간씩 웨이트를 하며 온갖 정성을 쏟아부었지만, 거울 속 내 몸은 마치 제자리에서만 하는 러닝머신 위에서의 힘찬 뜀박질이었다.
특히 등. 아무리 힘을 주고 흉추를 들며 짜내도 일주일 아니 한 달 전과 다를 게 없었다.
그러던 어느 날, 운동을 하던 내게 백발의 아저씨가 툭 말을 던졌다.
"으이그…. 등으로 당겨야지. 등으로 느껴야 해."
고개를 끄덕였다.
"아, 그래야 하는구나."
사실 말을 걸어온 아저씨에게 건넨 형식적인 반응이었지,
무슨 뜻인지 도무지 모르겠다는 거였다.
이후 등으로 당기거나 느끼려 했지만, 오히려 머릿속이 더 복잡하고 바쁘게 움직였다.
오늘도 나는 분명 온 힘을 다해 당겼는데, 여느 때와 다름없이 손과 팔만 뻐근했다.
"나만 뭔가 잘못하고 있나?"
유튜브를 보고, 블로그를 읽다 보면 숨겨진 노하우를 조금이라도 찾을 수 있지 않을까 싶었지만 "광배근에 집중해라.", "등으로 느껴라." 같은

모호한 조언들 뿐이었다.

그렇게 원했던 궁금증은 해결되지 않은 채, 어제도 오늘도 어김없이 하루 3시간씩 '결과 없는 결과'를 만들며
나는 조금씩 지쳐 갔다.
그러다 보니 운동에 자신감이 없어져 가고, 헬스장에 가는 것조차 의미 없어 보이기 시작했다.

그때, 내 머릿속에 질문 하나가 스쳐 지나갔다.
"문제가 내 몸에 있는 걸까? 아니면 내가 모르는 방법이 있는 걸까?"
그 질문이 바로 내 운동 인생을 바꾸기 시작한 순간이었다.

나는 열심히 한 게 아니라, 멍청하게 했다

난 일단, 시작하면 무조건 끝장을 봐야 하는 스타일이다. 그래서 무엇을 하든 남들보다 더 많은 시간을 투자하여 내가 정해 놓은 기준에 도달해야지 그제야 만족한다.

운동이 내 인생에 끝장을 봐야 하는 카테고리로 들어왔다. 그래서 일단 동경하던 여러 관장님과 선배 트레이너들을 보며, 무엇이든 따라 했다.

하루 3시간 웨이트는 기본이었고, 한 번 하면 40세트가 넘어갔다.

그래야 몸이 좋아질 거라 굳게 믿었으니까.

그리고 1년 후, 나는 첫 보디빌딩 대회 준비를 시작했다.
그런데….
대회를 한 달 앞둔 어느 날,
오른쪽 어깨가 이상했다.

팔의 움직임도 전과 같지 않고, 힘이 중간에 빠지니 당연히 제대로 된 운동도 할 수 없었다.
회원님들께서 항상 하시던 이야기를 직접 경험하게 된 것이다.

하지만 나는 운동을 멈추는 멍청한 짓은 하지 않았다.
그때 "보디빌더는 아파도 그냥 해야 한다."라는 말이 당연했던 시절이었다.
몸이 좋아지려면 어디 하나쯤은 아파야 성장한다고 들었으니까.
그렇게 통증을 참으며 끝내 대회 준비를 했고,
나는 첫 대회에서 멍청한 2등을 차지했다.

"이제 조금만 쉬었다가 다시 운동해야지."

대회가 끝나고, 일주일 정도 운동을 쉬던 어느 날,
헬스장 전단지를 붙이려는데,
툭-!

팔을 들어 올리는 순간, 그대로 '툭' 하고 어깨에서 무언가 끊어지는 느낌이 들었다.

등에 소름이 돋았다.
"이거… 뭔가 이상한데?"
운동을 대엿새 쉬어도, 유튜브에서 흔히 말하는 재활 운동을 따라 해도 해결되지 않았다.

'나는 트레이너이니까….' 혼자 발버둥을 치다 결국 풀리지 않는 어깨를 움켜쥔 채, 그제야 병원을 찾아갔다.
한의원, 정형외과, 스포츠 재활 클리닉….
의사들의 말은 정해진 대사처럼 한결같았다.
"운동을 쉬면 괜찮아질 겁니다."

한 달, 두 달, 세 달….
나는 쉬었다.
그런데 이상하게도 나아지기는커녕
팔을 들어 올릴 때마다 통증은 이미 당연하듯 나에게 신호를 보냈다.

통증보다 더 큰 문제는
거울 속 내 몸이 무너지고 있다는 것이다.
근육은 내 것이 아니었던 걸 애써 붙잡고 있었다는 듯이 너무 쉽게 사라졌고, 체형은 나의 멘탈과 함께 무너졌다.

1년 넘게 쌓아 온 게 단 몇 달 만에 사라지는 걸 보고 있자니, 더 이상 지체할 수 없었다.
무너진 멘탈과 함께 쇠를 다시 잡았다.

나는 조심스럽게 벤치 프레스를 해봤다.
하지만 한 세트만 해도 어깨가 찢어질 것처럼 아팠다.

그 순간, 깊은 한숨과 함께 밀고 나오는 절망감.
"나는 이제 끝났나? 운동을 다시는 못 하게 되는 걸까?"

이 절망감으로 나는 열심히가 아니라 멍청하게 했던 운동에서 깨달음을 얻었다.

내 몸이 망가진 이유는 과한 운동 때문이 아니라,
'잘못된 운동' 때문이었다.
지금부터라도 '제대로 된 운동'을 해야겠다는 다짐과 함께
처음부터 모든 걸 다시 시작했다.

헬린이 때 그토록 바랐던 공략집

운동을 처음 시작하는 마음으로 돌아가 기본부터 다시 쌓기로 했다.

- 벤치 프레스는 빈 바부터
- 스쿼트는 맨몸부터
- 데드리프트는 가벼운 무게로 인지부터

생체역학의 원리를 공부했고, 적용하고, 또다시 공부했다.
그렇게 수없이 그리고 끊임없이 반복했다.

- 벤치 프레스 130kg
- 스쿼트 200kg
- 데드 리프트 200kg

이번에는 아픈 곳 하나 없이 성공했다.
그뿐만 아니라, 이후 출전한 보디빌딩 대회에서 무려 1위를 세번이나 거머쥐었다.

이 책은,
나와 같은 실수를 하지 않길 바라는 간절함에서 집필을 시작하게 되었다.

현재 나는 인스타그램, 유튜브, 블로그, 스레드에서
운동을 처음 시작하는 사람들,
운동이 어려운 사람들,
운동이 재미없는 사람들을 위해 정보를 공유하고 있다.

나는 누구보다 잘 알고 있다.
운동을 시작하는 사람이라면,
처음엔 누구나 나와 같은 고민을 한다는 것을

"이 자세가 맞는 걸까?"
"왜 등 운동을 하는데 팔만 아프지?"
"운동을 해도 몸이 왜 안 변하지?"
"벤치 프레스를 하는데 가슴이 아니라 어깨만 아픈데?"
"스쿼트를 하면 허리랑 무릎이 아프다…. 이게 맞나?"

나도 당신과 똑같았다.
그래서 이 책을 썼고, 이 책을 통해서 우리가 서로 공생할 수 있는 고리가 되길 바란다.

등, 가슴, 어깨, 하체, 팔 운동을 포함해,
운동을 '잘'할 수 있도록 만들어지는 환경을 담았다.

내일모레 환갑인 우리 엄마도 이해할 수 있도록,
일상 속 예시와 회원님들의 사례로 쉽게 설명했다.

이 책을 덮고 나면,
당신은 더 이상 "등으로 당기세요." 같은 모호한 조언에 골머리 썩지 않을 것이다.

또한 마지막 장이 끝나면
당신은 두 가지 선택지 중 한 가지를 없앨 수 있다.

하나. 지금처럼 계속 헷갈리고, 삽질하며 시간을 낭비한다.
둘. 운동이 잘될 수밖에 없는 원리를 이해하고, 원하는 몸이 될 수 있도록 노력한다.

나는 3년 넘게 실수하며 내 몸을 망가뜨렸다.
당신은 그럴 필요 없다.

이 책이 당신의 운동을 잘할 수밖에 없도록 만들어 줄 거니까.
지금보다 더 쉽고, 즐겁고, 확실하게 만들어 줄 것이라 장담한다.
이제, 편하게 읽어 보자.

98,128명,
왜 이렇게 많은 사람들이 이 채널에 반응했을까?

짧은 숏폼에 담지 못했던 핵심,
원리와 방법들을 한 권으로 정리했습니다.

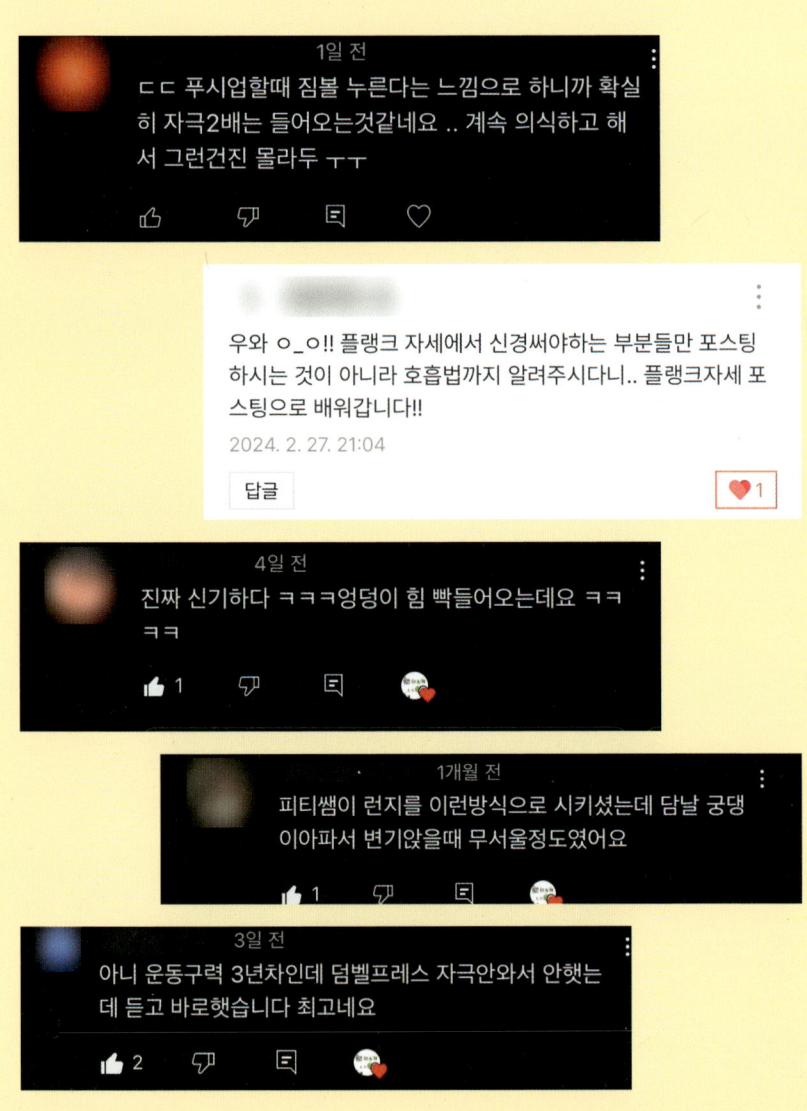

> 2개월 전
> 안해봐도!
> 영상만 봐도 느껴진다
> 이게 P.T지...
> 포인트가 있네

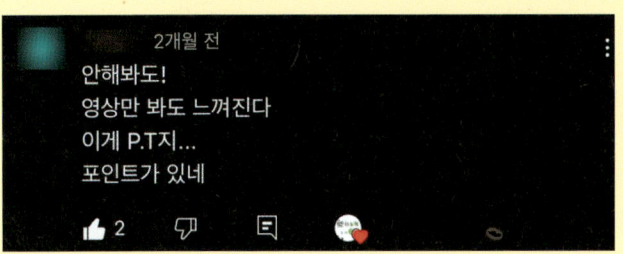

> 진짜 알짜배기 운동포인트들 하나하나 다 짚어주시네요
> 무슨 책읽는거 같아요
> 나중에 포스팅 모아서 서적 편찬하셔도 될듯 ㅎㅎ
> 2024. 5. 28. 22:35

> 5개월 전
> 키 커지는 느낌을 줘
> 라는 큐잉이 진짜 최고다

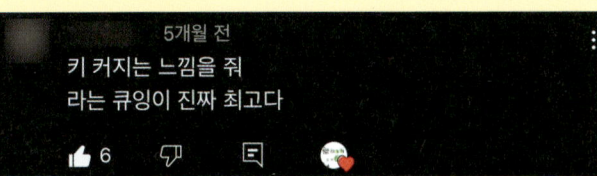

> 지금까지 봤던 영상이나 그런 것 중에 핵심만 딱 ㅠ 완전 최고에요!!!!!! 저같은 완전 헬린이한테는 저에게 맞게 기구 조정하는 것부터가 버벅버벅 ㅠㅠ 눈치 20000이라🥲 다음엔 셋팅하는 법도 알려주세요:)
> 너무 유익한 글이라 다른 글들도 주의깊게 봤습니다 감사합니다
> 2025. 2. 28. 08:19

> 6개월 전
> 운동을 너무너무 좋아하는 고3입니다... 코치님으로 두고 싶네요 머리에 쏙쏙박혀서 학교에서 공부대신 숏츠보고 있습니다

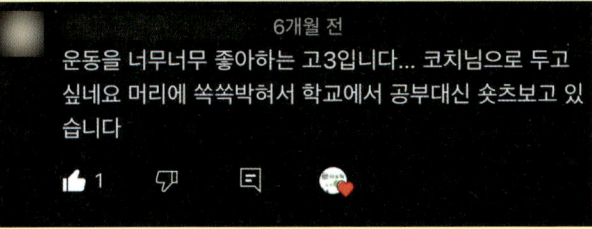

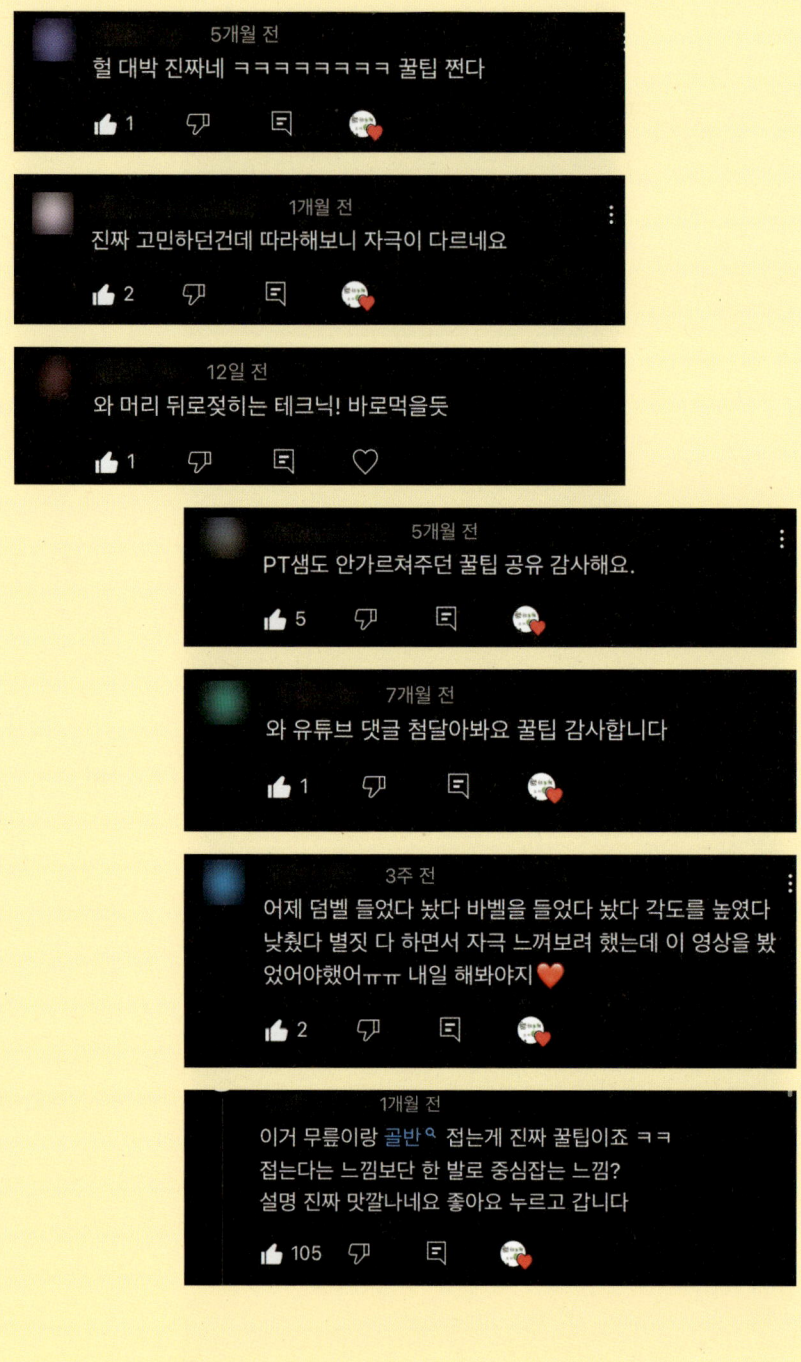

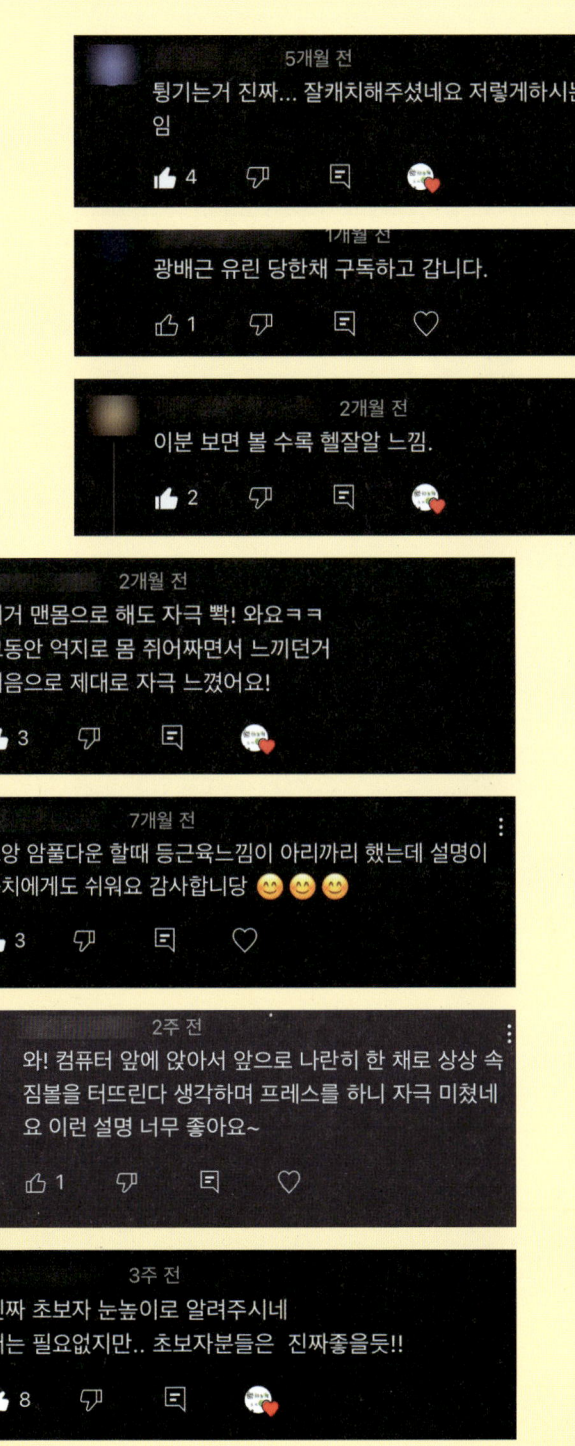

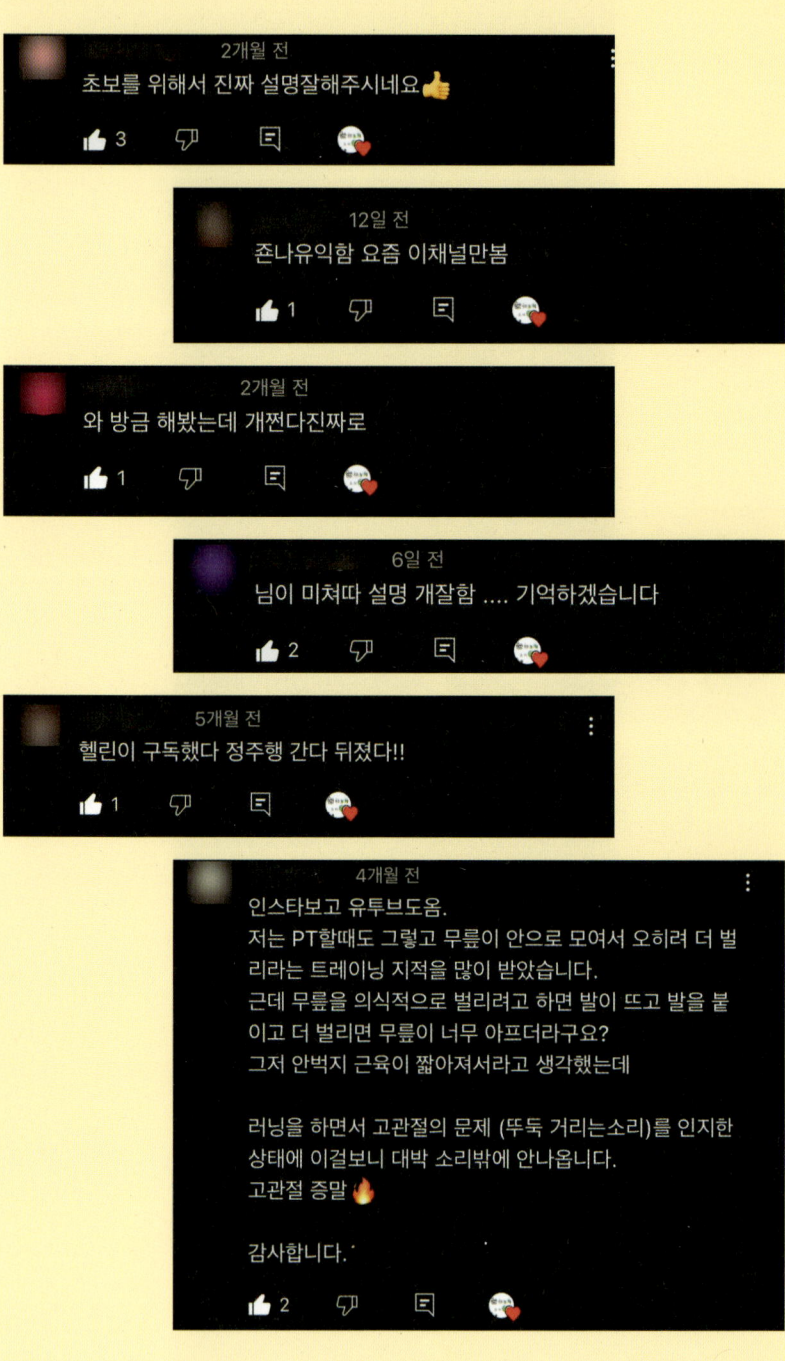

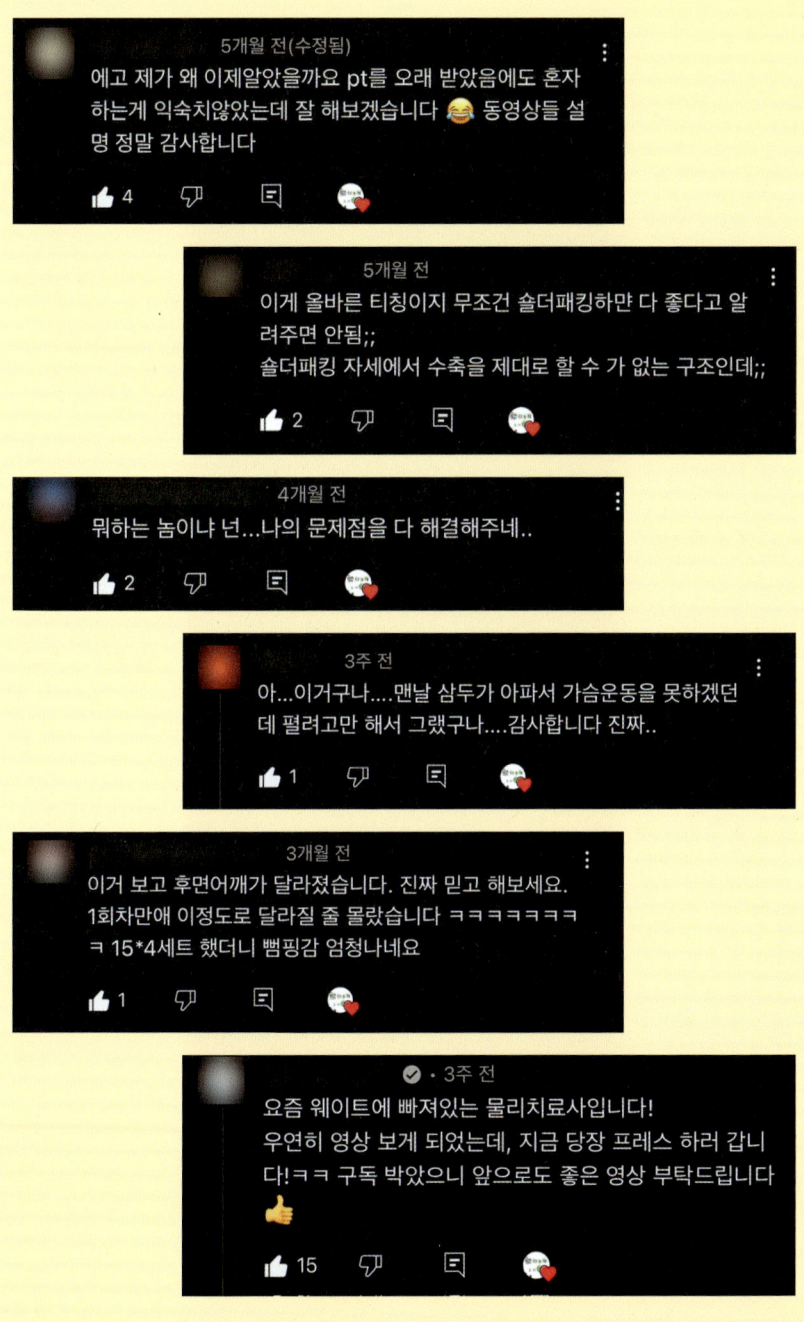

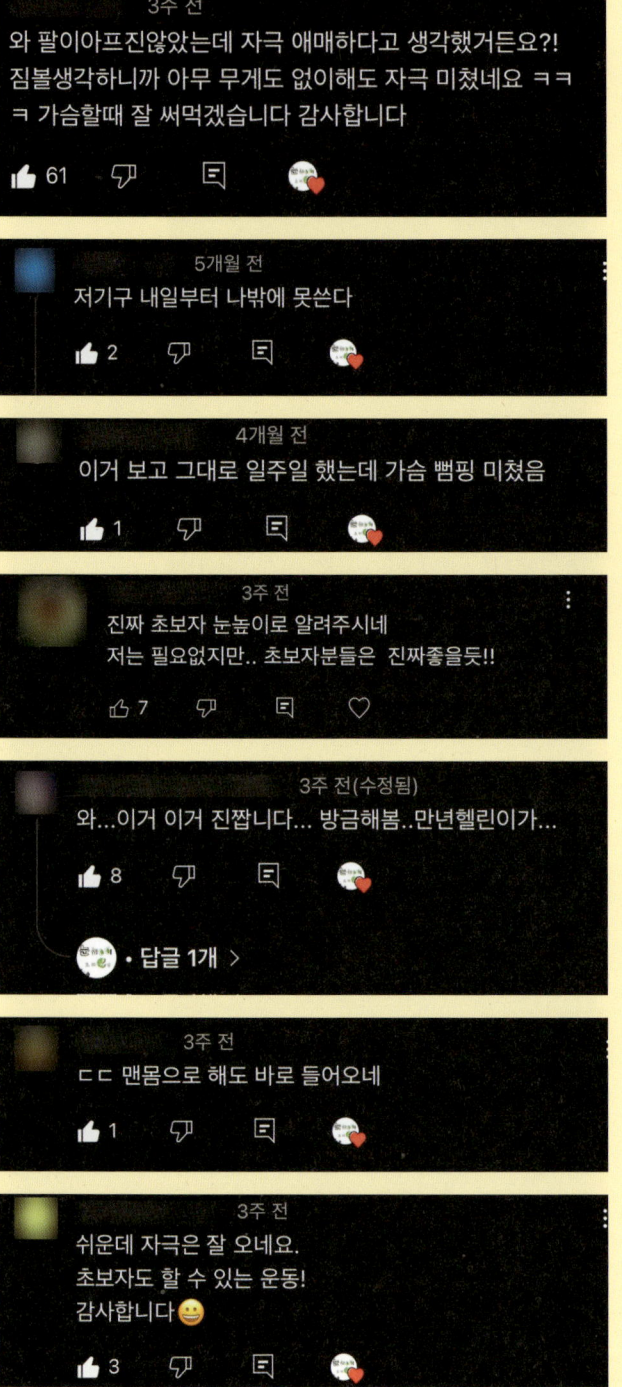

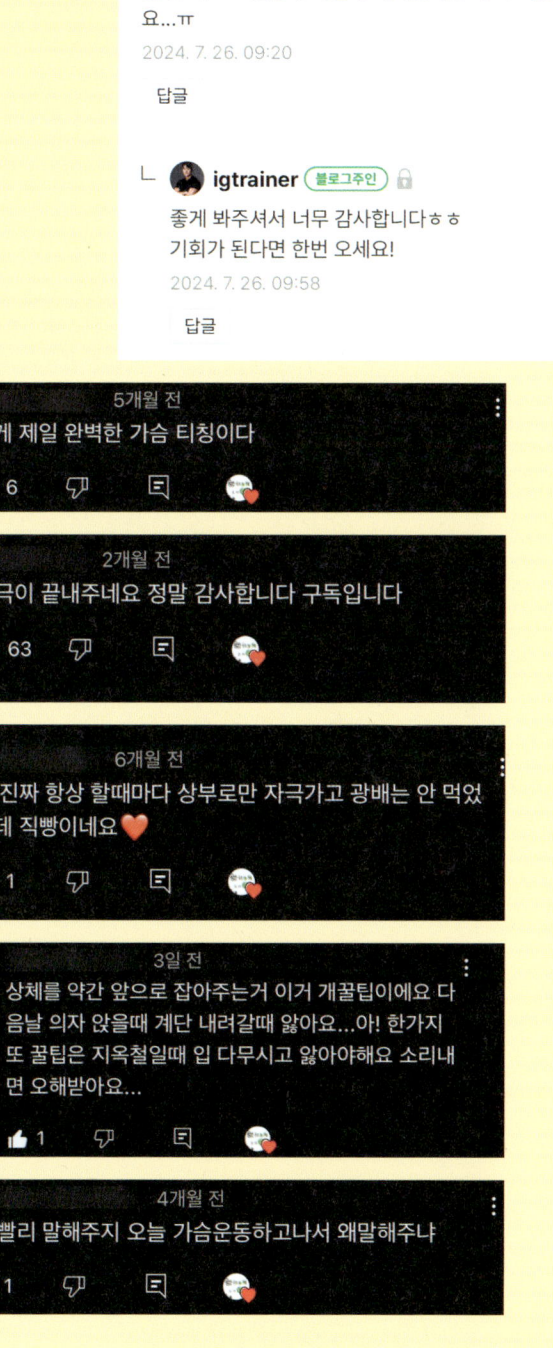

목차

프롤로그
등으로 당기라고? 도대체 그게 무슨 말이야? 4
나는 열심히 한 게 아니라, 멍청하게 했다 5
헬린이 때 그토록 바랐던 공략집 9

상식파괴
월급만 모아서 부자가 될 수 있을까? 28
겉모습은 초등학생도 따라 한다 29
무교인 내가 맹신했던 한 가지 30
정체성 바꾸기 34

가슴

가슴운동 원리
숄더 패킹 해라 VS 하지 마라 ········ 38
안쪽 가슴 운동? 그딴 건 세상에 없다 ········ 40
정리 퀴즈 ········ 44
평생 써먹는 가슴 운동의 머신 원리 ········ 45
가슴 자극 3초 만에 찾는 방법 ········ 48

펙 덱 플라이
가슴 근육 100% 쓰는 세팅 방법 ········ 50
플라이 시 팔이 아픈 두 가지 원인 ········ 53
상체 운동에 발이 중요한 이유 ········ 55
어깨가 아팠던 가장 큰 이유 ········ 56
정리 퀴즈 ········ 58

체스트 프레스
나한테만 적용 가능한 프레스 세팅 방법 ········ 59
삼두 근육이 아팠던 이유 ········ 62
모든 프레스에 적용 가능한 파지법 ········ 63
정리 퀴즈 ········ 66

스미스 머신

타깃 부위에 따른 머리 위치 ········· 67
스미스 머신만의 특별한 두 가지 세팅 ········· 68
스미스 머신 세 배 더 잘 쓰는 방법 ········· 72
정리 퀴즈 ········· 74
프리 웨이트를 스미스 머신처럼 하는 방법 ········· 75

어깨

프레스

어깨 커지는 각도는 정해져 있다 ········· 80
덤벨 숄더 프레스 시 어깨 자극이 안 들어왔던 이유 ········· 82
50도 숄더 프레스가 사기인 세 가지 이유 ········· 85
어깨 자극이 세 배 올라가는 두 가지 방법 ········· 87
정리 퀴즈 ········· 89

레이즈

트레이너도 모르는 레이즈의 두 가지 핵심 ········· 90
마법의 벤치 각도 설정 방법 ········· 97
절대 사용하면 안 되는 반동 ········· 98
정리 퀴즈 ········· 100

OHP(오버헤드 프레스)를 하면 안 되는 사람

OHP 전 가동성 운동　　　　　　　　　　　　102
OHP = 랫 풀다운　　　　　　　　　　　　　104
손을 신경 쓰는 게 핵심이다　　　　　　　　106
정리 퀴즈　　　　　　　　　　　　　　　　108
한 세트만에 후면 어깨 자극 찾기　　　　　　109

팔

바벨 컬

무거운 박스를 들 때 어떻게 드는가?　　　　112
바벨을 잡는 법은 따로 있다　　　　　　　　115
천만 원짜리 수표를 지켜라　　　　　　　　　118
정리 퀴즈　　　　　　　　　　　　　　　　120

케이블 푸쉬 다운

당장 책상을 아래로 눌러 보자　　　　　　　121
삼두 근육 두 배 더 커지는 핵심　　　　　　　125
정리 퀴즈　　　　　　　　　　　　　　　　126

라잉 트라이셉스 익스텐션

어깨를 내리고 만세를 해 보자　　　　　　　127
장두를 잘 쓸 수밖에 없는 환경　　　　　　　129
정리 퀴즈　　　　　　　　　　　　　　　　130

등

랫 풀다운

무릎 패드 = 안전벨트 ··· 132
무릎 패드를 맞추는 핵심 두 가지 ······················· 132
승모근에 힘이 들어가는 이유 ······························ 137
세상에 나와 버린 사기적인 그립 ························· 139
정리 퀴즈 ·· 141

암 풀다운

광배근 자극 세 배 높이는 두 가지 방법 ············· 144
추천하는 가동 범위 설정 방법 ···························· 145
삼두 근육이 아픈 게 정상이라고? ······················ 146
정리 퀴즈 ·· 147

로우

그립에 따른 타깃 부위 ·· 148
정리 퀴즈 ·· 156

롱 풀 = 바벨 로우

왜 승모근에 자극이 우세할까? ··························· 159
절대 하면 안 되는 한 가지 ································· 160
프리 웨이트보단 머신 ·· 161
정리 퀴즈 ·· 162

스트랩

스트랩을 쓰면 안 되는 사람 ········· 163
스트랩에 감성 따위는 없다 ········· 164
스트랩을 껴도 전완근이 아픈 이유 ········· 165
정리 퀴즈 ········· 167

등 운동 꿀팁

이거 하고 등 자극을 모르는 사람은 없었다 ········· 168
풀업 0개에서 20개로 만들어 준 루틴 공개 ········· 170

하체

스플릿 스쿼트

엉덩이 자극, 찾을 수밖에 없는 3단계 ········· 176
덤벨 잡는 위치에 따른 타깃 부위 ········· 182
최후의 엉덩이 자극 찾는 필살기 ········· 186
정리 퀴즈 ········· 188

레그 익스텐션, 라잉 레그 컬

나에게 맞는 세팅 방법 ········· 189
무릎이 아팠던 원인 ········· 192
스스로 허리 박살 내는 사람 특징 ········· 194
90%가 간과하는 발목 포지션 ········· 196
정리 퀴즈 ········· 198

바벨 스쿼트(백 스쿼트)

복압을 잡아도 허리가 아픈 이유 199
바벨은 잡는 게 아닌 받치는 거다 202
나만의 스쿼트 다리 너비 찾는 방법 204
알아 두면 무조건 써먹는 두 가지 팁 206
정리 퀴즈 208

데드 리프트를 위한 시동

이 원리를 알고 데드 리프트가 쉬워졌다 209
허리 통증 즉각 해결시키는 두 가지 방법 213
○○은 절대 체크하면 안 된다 215
정리 퀴즈 217
당장 발을 일자로 두고 걸어라 218

꿀팁

누구나 알지만 잘 모르는 복압 220
상체 운동 VS 하체 운동 호흡법은 다르다 222
리프팅 벨트가 쓸모없는 이유 223

세계에서 가장 좋은 운동 분할, 루틴

변비에 걸렸다고 생각해 봐라 227
하영 VS 우석 누가 더 빨리 몸이 좋아질까? 228

에필로그 230

참고 문헌 232

상식파괴

월급만 모아서 부자가 될 수 있을까?

운동을 열심히 한다고 몸이 좋아질까? 그 논리대로라면,
월급만 열심히 모으면 누구나 부자가 되어있어야 한다.

하지만 현실은 다르다.
부자가 되려면 단순히 모으는 걸 넘어 투자와 전략이 필요하듯, 몸을 바꾸려면 운동 외에도 반드시 지켜야 할 원칙들이 있다.
그런데도 우리는 '운동은 열심히만 하면 되겠지.'라고 착각하고 있다. 하지만 그건 마치 **수능 공부도 문제만 많이 풀면 되겠지.**'라고 생각하는 것과 같다. 하지만 현실은 어떠한가?
수능 준비를 해본 사람이라면 알 수 있듯 기출 문제를 분석하고, 오답을 점검하며, 개념을 다시 복습하는 전략으로 제대로 된 방향성이 있어야만 성적이 향상 된다.

운동도 마찬가지다. 무작정 반복하는 게 아니라,
정확한 원리를 알고 적용해야 한다.

그렇다면, 운동에서 중요한 원칙은 무엇인가?
이제 그 답을 알려 주겠다.

겉모습은 초등학생도 따라 한다

"쌤, 등 자극을 전혀 모르겠어요."
"쌤, 몸이 변하지가 않아요."

다 겉모습만 따라 했기 때문이다.
이게 무슨 소리냐?

겉모습 = 랫 풀다운을 당기는 형태
겉모습 = 바벨 로우을 당기는 형태

이런 형태들은 누구나 쉽게 따라 할 수 있다.
하지만 등 자극을 잘 느끼고 정말 몸이 좋아지고 싶다면,
겉모습을 따라 하기 전에 그 안의 과정을 먼저 들여다보고 동작으로 완성시켜야 한다.

예를 들어 랫 풀다운에서 바를 당기는 동작은
가장 마지막 단계다.

당기는 동작(마지막 단계)을 잘하기 위해서는
전 단계가 중요하다.

그렇게 단계들만 잘 지킨다면 등 자극은 들어올 수밖에 없기 때문이다.

나는 지도했던 300명 이상의 회원님들께
단 한 번도 "등으로 당기세요." 같은 큐잉을 써 본 적이 없다.

등에 자극이 올 수밖에 없도록
환경을 만들어준다면 굳이 말할 필요가 없지 않은가.

이 책에서 소개하는 랫 풀다운, 펙 덱 플라이, 사레레, 스쿼트 등의 빌드
업이 3단계가 되든 4단계가 되든
빌드 업의 가장 마지막 단계는 동작을 진행하는 모습이다.

다시 한번 말하지만,
동작의 완성에서 중요한 건 마지막보다 그 단계로 가기까지의
전 단계들을 얼마나 잘 유지했는가이다.

그럼 애써 등으로 당기려고 하지 않아도 자극은 들어오게 되어있다.

무교인 내가 맹신했던 한 가지

"쌤, 고중량을 들어야 몸이 커지지 않나요?"
한때 나도 고중량을 맹신했던 적이 있었다.

누가 와서 "무게가 전부가 아니야."라고 해도 절대 듣지 않았다.

(꼭 똥인지 된장인지 먹어 봐야 하는 성격이다.)

그랬던 내가 이 두 가지를 알고 난 후,
맹신하던 고중량을 절반으로 낮췄다.

첫 번째는 근 성장을 위함이다.

고중량은 어떻게든 들 수 있다.
누구나 무게는 칠 수 있다.

하지만 목적이 무엇인가?
파워리프팅? 보디빌딩?

우리가 만들고자 하는 몸은 보디빌딩에 가깝다.

근 성장 원리

근육 손상 →	회복 →	근 성장
운동 → 미세 손상 → 염증	성장인자 → 위성 세포	단백질 합성 → 근육 증가

가장 첫 번째인 근육 손상을 잘해야 하는데,
왜 무의미한 무게만 들고 있는가?

무게를 많이 든다고 해서
절대 몸이 좋아지진 않는다.
무작정 무게를 올리기 전에,
근육의 쓰임새부터 아는 것이 선행돼야 한다.

두 번째 이유는
이해하기 쉽게 예를 한번 들어 보자.

광배근을 타깃 하기 위해 암 풀다운 동작을 하는 중이다.
무게는 25kg(내가 컨트롤 가능한 중량).

근데 나는 50kg로도 동작을 할 수 있다.
하지만 운동 부위가 바로 바뀌게 된다.
복근 운동으로.

이를 통해 알 수 있는 건,

무게가 높아짐 = 협응근이 많아짐
(협응근은 주동근의 움직임을 도와주는 역할)

사레레 시 승모근 자극이 오는 원인도
이런 이유로 발생하곤 한다.

측면 어깨를 위해 5kg로 사레레를 진행하고 있다.
근데 나는 20kg로도 사레레를 할 수 있다.

그럼에도 하지 않는 이유가 뭘까?

사레레는 측면 어깨를 집중할 수 있는 운동 중 하나이다.

그런 장점을 가진 운동인데,
왜 굳이 자극을 분산시키는가?

모든 운동이 마찬가지이다.
무게를 칠 수 있는 건 누구나 쉽게 할 수 있다.
(어떻게든 들어올리기만 하면 되니까.)

하지만 보디빌딩이라는 목적으로 한다면,
무게보다는 본질적인(근육 쓰임새 인지) 것에 집중해라.

장담하는데 몸이 두 배는 더 빨리 좋아질 것이다.

정체성 바꾸기

"쌤, 운동 5개월 차인데 몸이 그대로예요. 대체 언제쯤 좋아질까요?"
"쌤, 저도 SNS에서 봤는데 '3개월로 연예인 몸매 만들기' 가능할까요?"

이런 질문, 지겹도록 들어 봤다.
솔직히 말하자면, 이런 질문을 하는 순간 이미 답이 정해져 있다.

"6개월만 하면 좋아지겠지."
"3개월만 하면 복근 나오겠지."
"근데 나는 왜 안 되지?"

이런 마인드로 운동을 한다면 100% 포기하게 된다.

운동 포기 공식

내가 본 수많은 사람들이 **운동을 시작하고, 열정적으로 하다가, 결국 포기하는 과정**이 거의 똑같았다.

운동을 포기하는 사람들의 단계가 있다.

1단계. 열정적으로 운동을 시작한다. (이미 마음은 몸짱)
2단계. 몸이 살짝 좋아진 것 같기도? (플라시보 효과)
3단계. 근데 왜 몸이 잘 안 커지지? (SNS에서는 3개월이면 된다는데….)

4단계. **운동에 흥미가 떨어진다.** (운동복, 장비는 다 샀는데….)
5단계. **결국 운동을 포기한다.** (몸이 빠르게 변하지 않으니 재미없네…
　　　　장비는 당근….)

정체성을 바꿔라

"3개월, 6개월 만에 몸이 좋아진다면?
솔직히, 지금처럼 간절했을까?"

대부분의 사람들은 남들이 부러워하는 몸을 갖고 싶어 한다.
그렇다면? 보디빌더가 돼야 한다.
운동을 취미 그 이상으로 해라. **정체성을 바꿔야 한다는 뜻이다.**
보디빌더처럼 운동하고, 보디빌더처럼 식사하라.
이게 **남들보다 빠르게 몸이 좋아지는 유일한 길**이다.

"회사 다니면서, 학교 다니면서 보디빌더처럼 살라고요?"
그렇게 할 수 없다면 **욕심을 내려놔라.**

몸은 빨리 좋아지고 싶은데,
보디빌더처럼 투자할 시간은 없고?
그렇다면 그건 과한 욕심이다.

억대 연봉을 받고 싶다면?

퇴근 후에도 남들보다 더 공부하고, 더 일해야만 한다.

1년 만에 영어를 원어민 수준으로 하고 싶다면?

하루 적어도 8시간은 영어에 미쳐 있어야 한다.

부러운 몸을 갖고 싶다면? 보디빌더처럼 살아야 한다.

단순하다.

몸짱이 되고 싶다면 보디빌더가 되고,

그게 싫다면 현실적으로 운동을 즐기면서 천천히 변화를 기다리자.

일상생활 속 예시와 실제 회원님들 사례를 시작으로,

운동을 잘할 수밖에 없는 노하우를 공개하겠다.

가슴

가슴운동 원리

숄더 패킹 해라 VS 하지 마라

"쌤, 숄더 패킹은 꼭 해야 되죠?"
"근육을 성장시키는 게 목적이면 하지 마. 가슴 운동에 비효율적이야."
"가슴 운동 할 땐 꼭 하라던데요?"
"당장 맨몸으로 따라 해 봐."

첫 번째 방법

1번. 앞으로나란히 한 상태로 날개뼈를 뒤로 모아서 아래로 내린다.
2번. 1번 세팅을 유지하며 팔을 접었다 편다.

두 번째 방법

1번. 앞으로나란히 한 상태로 키 커지는 느낌을 준다.
2번. 날개뼈를 자유롭게 둔 채 팔을 접었다가 편다.

"어떤 차이가 있는지 눈치챘어?
크게 두 가지 차이점이 있어."

"첫 번째는 어깨가 불편하다…?"

"정확해. 그럼 또 하나는 뭘까?"
"음… 가슴 근육의 움직임?"
"정답이야!"

첫 번째는 자유롭게 움직여야 하는 날개뼈를 고정해 놨기 때문에 움직임이 자유롭지 못하다.
하지만 두 번째 움직임은 날개뼈를 자유롭게 움직일 수 있도록 만들었기에 보다 편하게 운동을 진행할 수 있다.

또 하나는 가슴 근육의 움직임이다.

우리는 근육을 성장시키는 게 목적이니 가슴 근육에 정확한 단축성 수축(팔을 뻗었을 때 수축)과 신장성 수축(팔을 접었을 때 수축)을 잘 이용해야 한다.

숄더 패킹한 상태는 이미 가슴을 열어 날개뼈를 고정해 놨기 때문에 팔을 접는 동작(신장성 수축)은 편했을 거다.
하지만 팔을 뻗는 동작(단축성 수축)에서 가슴 자극이 잘 느껴지지 않는다.
(날개뼈를 고정해 놓은 상태 즉, 등 근육을 수축해 놓으니 가슴 근육은 제대로 된 수축이 불가능하다.)

"그럼 숄더 패킹은 완전 틀린 말이네요?"
"아니야, '목적과 대상에 따라 다르다'가 내 결론이야."

무게를 많이 드는 게 목적인,
파워리프팅.

근육 손상을 유도하여 **근 성장과 근 비대 촉진**이 목적인,
보디빌딩.

두 가지 목적에 따라 필요할 수도,
필요 없을 수도 있다.

"하지만 우리의 목적은 보디빌딩이니,
숄더 패킹은 비효율적이라는 거야."

안쪽 가슴 운동? 그딴 건 세상에 없다

"쌤, 가슴이 납작한데 안쪽을 채울 수 있는 운동은 없나요?"
"응, 적어도 이번 생에는 없어."
"SNS에서는 플라이 같은 운동은 가슴 안쪽을 빵빵하게 채울 수 있다는데요?"
"그거 다 말도 안 되는 소리야."

프레스 = 가슴 바깥 근육 운동
플라이 = 가슴 안쪽 근육 운동

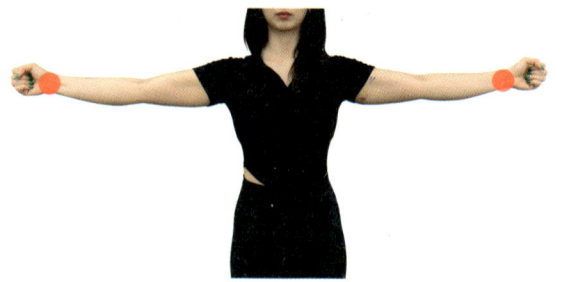
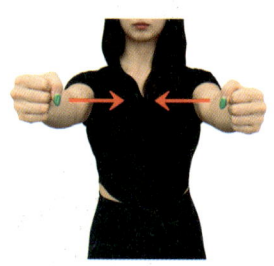

이건 로봇에게만 해당되는 것이다.
사람이라면 말도 안 되는 소리다.

모든 가슴 운동은
팔을 모으는 기능을 가지고 있기 때문이다.

가슴 근육 중 특정 부위(안쪽 가슴)만
활성화된다는 건 근거 없는 신화다.

결국 프레스든 플라이든
팔을 가슴 쪽으로 모아야 한다.

단순히 팔꿈치 사용이 추가된다고
가슴 근육의 기능이 바뀌진 않으니까.

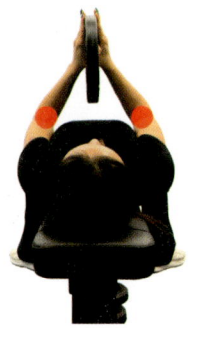
원판 모아서 밀기
팔이 몸에서 멀어지기 보다는
팔꿈치 접는 각도가 커진다.

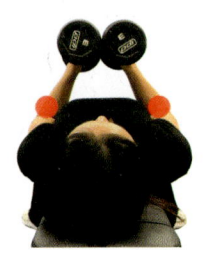
덤벨 모아서 밀기
팔이 몸에서 멀어지기 보다는
팔꿈치 접는 각도가 커진다.

"그러면 원판을 양손으로 밀기, 덤벨 모아서 밀기 이런 동작들은 효과가 없는 건가요?"

100% 가슴 운동이 안 되는 건 아니다.
비효율적일 뿐이지.

가슴 운동은 팔이 몸통과 멀어지며 근육이 늘어나고,
가까워지며 수축을 한다.

하지만 저런 동작들은 팔이 몸통에서 멀어진다기보다
팔꿈치를 접는 각도가 커지게 되는 것이다.

그럼 가슴 근육보다
삼두 근육의 개입이 더 우세해진다.

그렇기 때문에 저런 동작들은
가슴 근육을 온전히 사용할 수 없는 환경의 움직임이다.

정리 퀴즈

가슴 운동 시 숄더 패킹은 필수일까?

1. 그렇다.
2. 아니다.
3. 목적에 다르다. (파워리프팅 or 보디빌딩)

영숙이가 안쪽 가슴을 채우기 위해 아래 세 가지 운동을 진행하고 있다. 그중 효율적인 동작은 무엇인가?

1. 원판 양손으로 모으기
2. 덤벨 모으면서 밀기
3. 펙 덱 플라이

우혁이는 가슴 근육을 키우기 위해 운동을 진행하고 있다. 가장 올바른 것은?

1. 날개뼈를 고정한 상태로 펙 덱 플라이를 진행한다.
2. 날개뼈를 자유롭게 둔 채 덤벨 프레스를 진행한다.
3. 납작한 가슴이 싫어 원판 모으기를 신행한다.

정답
3/3/2

평생 써먹는 가슴 운동의 머신 원리

"쌤, 헬스장마다 기구가 다른데, 어디서나 적용할 수 있는 거 맞죠?"
"그럼! 어떤 기구를 사용하든 머신 움직임만 체크하면 돼."

이런 말, 한 번쯤은
들어 봤을 것이다.

"팔꿈치와 손목을 일직선으로 맞춰야,
안전하게 저항을 받을 수 있다."

아쉽지만 이 말이 무조건적으로 맞는 말은 아니다.
머신은 정해져 있는 궤적에 내 몸을 맞춰 주는 게 핵심이다.
두 가지 예시를 들어 보겠다.

사선 궤적 머신　　　**사선 궤적 머신**

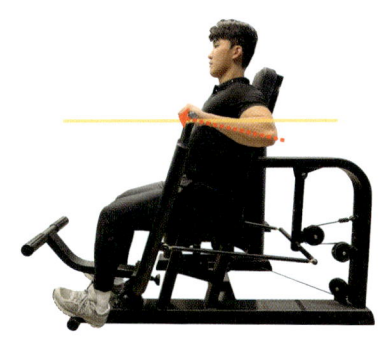

첫 번째, 사선으로 움직이는 머신으로 가슴 운동을 한다고 생각해 보자.

그 머신은 팔을 접을 때 뒤 사선으로 움직이도록 설계되어 있다.

근데 팔꿈치와 손목을 일직선으로 맞추면 어떻게 될까?
어깨가 들리면서 통증이 발생하게 되거나,
손목에 많은 부담이 가게 된다.

수직 궤적 머신

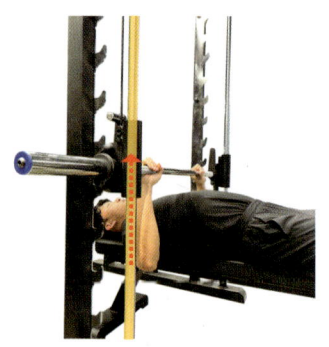

두 번째, 수직으로 움직이는 머신의 대표적인 것이
스미스 머신이다.

고정된 수직 움직임을 활용하기 위해선
머신에 내 몸을 맞춰야 한다.

만약 수직 움직임을 거스른다면,

아무리 운동을 잘한다 한들 100% 부상을 당한다.

(불필요한 부하가 다른 관절이나 근육에 집중되면, 부상 위험이 커진다.)

이러한 이유로 어떤 가슴 운동 머신을 사용하든,

가장 첫 번째로 머신의 궤적을 체크해야 한다.

"그럼 저한테 맞는 세팅은 어떻게 하면 될까요?"

"이제부터 너에게 맞는 세팅 방법을 알려 줄게."

(대표적인 세 가지 운동을 하나씩 다룰 예정이다.)

나에게 맞는 세팅 방법을 알고 있다면

언제 어디서든 써먹을 수 있다.

그 전에 까먹지 않도록 퀴즈를 하나 풀어 보자!

머신 사용 시 가장 먼저 체크해야 하는 것은?

1. 의자 패드
2. 무게 설정
3. 머신 움직임
4. 팔꿈치 각도

정답
3

가슴 자극 3초 만에 찾는 방법

"쌤, 어떤 운동을 하든 가슴 자극이라는 걸 1도 모르겠어요."
"풍선을 생각하면 쉽게 찾을 수 있어!"
"갑자기 풍선이요…?"
"일단 따라 해 봐."

앞으로나란히 한 상태로
가슴 운동 하듯 프레스를 해 보자.
(이때 실제 프레스 운동을 하듯, 힘 있게 뻗어야 한다.)

이때 강하게 뻗은 팔을 누군가 좌우로 확! 벌렸을 때 힘없이 벌어진다면 90% 삼두 근육만 쓰는 것이다.

하지만 가슴 앞에 있는 풍선을 터트린다고 생각하면서 프레스를 해 보자.
누군가 팔을 좌우로 벌렸을 때 잘 벌어지지 않을 것이다.

가슴 근육은 팔을 몸쪽으로 모으는 역할,
삼두 근육은 팔을 펴는 역할을 하기 때문이다.

프레스 운동에서는 이 두 가지 근육이 함께 사용되어야 한다.

그렇기 때문에 가슴 근육을 타깃 한다면,

단순히 팔만 편다고 생각해서는 안 된다.

가슴 앞에 풍선을 터뜨린다 생각하고,
팔을 펴 주면 자극을 인지하기 쉽다.

"쌤, 플라이는 팔꿈치를 안 쓰는데 왜 자극이 안 올까요?"

풍선을 생각했음에도 잘 안 느껴진다면,
이제부터 진짜 원인들을 하나씩 알려 주겠다.

펙 덱 플라이

가슴 근육 100% 쓰는 세팅 방법

"쌤, 머신 움직임 체크도 하고, 풍선을 생각해도 자극이 안 와요."
"혹시 의자는 어떻게 세팅했어?"
"그냥 감으로 맞춰 놓고 했어요."
"펙 덱 플라이에서도 프레스만 생각해."
"네? 플라이인데 프레스요?"
"앞서 얘기했듯 플라이든 프레스든 결국엔 가슴 근육을 타깃으로 하는 동작이야. 어떤 방식으로 움직이든 가슴 기능의 자체는 바뀌지 않아. 바로 맨몸으로 따라 해 봐."

1번. 손등이 천장을 보도록 채 잎으로나란히를 하고 지면을 밀며 키 커지는 느낌을 준다.
2번. 팔꿈치를 90도로 접어 주고 팔을 옆으로 벌린다.
3번. 손바다이 정면을 보도록 한다.

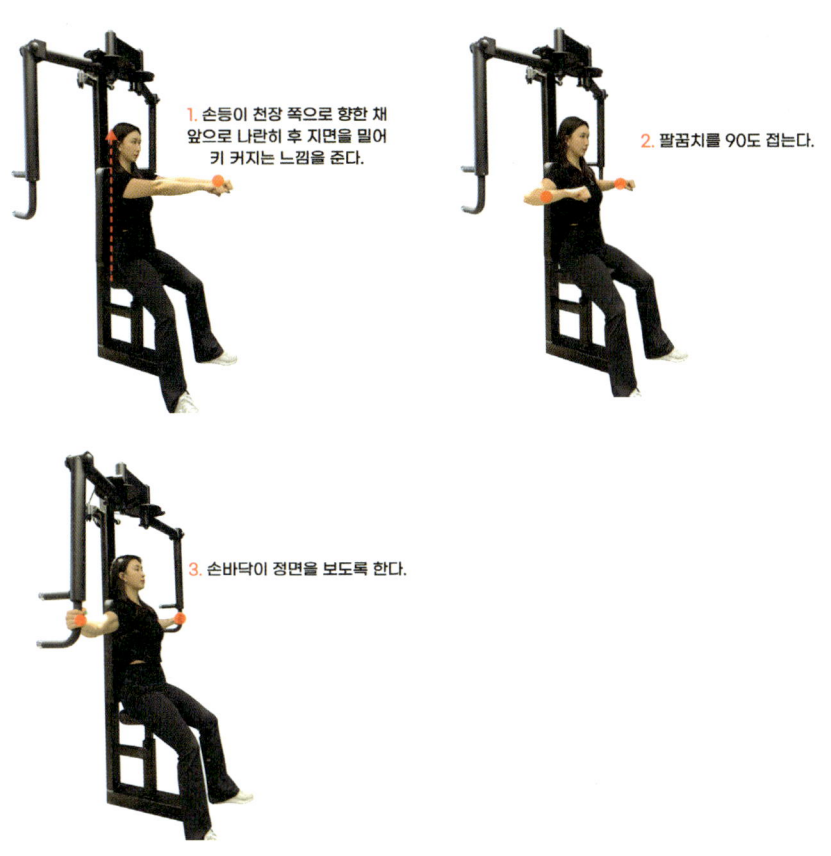

펙 덱 플라이 시 나의 가슴 근육을 가장 잘 사용할 수 있는 세팅이다.

"그래서 어떤 머신이든 다 적용할 수 있다는 거군요?"
"맞아, 나만의 세팅 방법만 알면 어떤 머신을 사용하든 적용할 수 있어."

강조해서 말하고 싶은 건,
한 헬스장 머신을 외우려고 하는 것보다,
나만의 세팅 방법을 외우는 것이 훨씬 도움 된다.

헬스장은 옮길 수도 있고, 또는 원정 운동을 갈 수도 있지만,
내 몸의 관절들은 갑자기 변하지 않기 때문이다.

"쌤, 제 몸이 잘못된 걸까요? 의자 패드 설정도 잘했는데 자극이 안 와요."

세팅 방법은 이제 끝났으니 운동 방법 3단계만 알면
자극은 무조건 들어올 것이다.

펙 덱 플라이 3단계 빌드 업

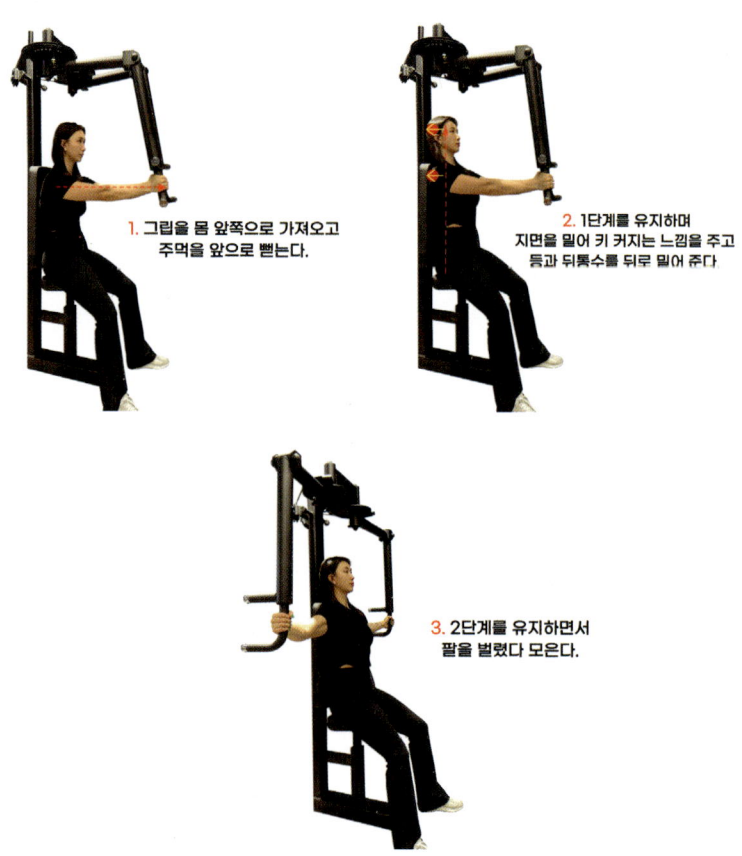

1. 그립을 몸 앞쪽으로 가져오고 주먹을 앞으로 뻗는다.
2. 1단계를 유지하며 지면을 밀어 키 커지는 느낌을 주고 등과 뒤통수를 뒤로 밀어 준다.
3. 2단계를 유지하면서 팔을 벌렸다 모은다.

1단계. 그립을 몸 앞쪽으로 가져오고 주먹을 앞으로 뻗는다.

2단계. 1단계를 유지하며 지면을 밀어 키 커지는 느낌을 주고 등과 뒤통수를 뒤로 밀어준다.

3단계. 2단계를 유지하면서 팔을 벌렸다 모은다.

"오 진짜 자극이 들어와요! *근데 팔도 아픈데 정상인가요?*"

가슴 자극이 오는데 팔도 같이 아프다면,
두 가지 원인 때문일 수 있다.

플라이 시 팔이 아픈 두 가지 원인

첫 번째 원인

"평소에 핸드폰을 하거나 앉아 있을 때 등이 굽은 상태로 생활하지?"
"맞아요, 핸드폰을 만세 하고 볼 순 없잖아요."
"지금 핸드폰 보는 자세를 만들어 봐."

팔꿈치는 접혀 있고 어깨는 앞으로 말리게 된다.
그럼 이두 근육과, 가슴 근육은 길이가 짧아진 상태로 굳어진다.

이 상태에서 팔을 벌리는 동작을 하면
길이가 짧아진 근육들이 늘어나면서 스트레칭 효과와 함께 자극이 먼저 전달되는 것이다.

두 번째 원인으로 들어가기에 앞서,
질문을 하나 해 보겠다.

1번 사진과 2번 사진 중 가슴 근육의 올바른 위치는?

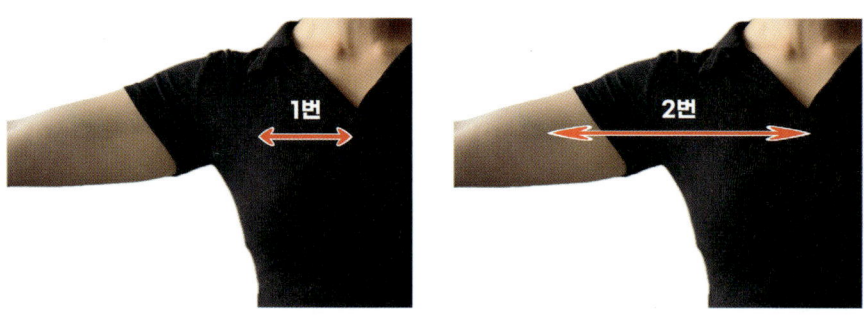

정답은 2번이다.

> 두 번째 원인

팔까지 붙어 있는 가슴 근육 특성상
팔에 힘이 들어가는 건 큰 문제가 되지 않는다.
(가슴 자극이 팔보다 잘 들어온다는 전제하에)

상체 운동에 발이 중요한 이유

"쌤, 상체 운동 하는데 왜 발이 중요해요?"

프롤로그에서 다룬 내용이지만,
중요하니 다시 한번 강조하겠다.

팔을 벌리고 모으는 움직임을 잘하기 위해선
셋업 과정이 중요하다.

"팔이 아닌 가슴으로 미세요."
"가슴에 먼저 힘을 주고 미세요."

이런 큐잉은 초등학생도 할 수 있다.

발을 밀어 주는 세팅으로 가슴 근육을 잘 쓸 수 있는
환경을 만들어야 한다.
이해가 어렵다면 발을 바닥에서 뗀 상태로
펙 덱 플라이를 진행해 보자.

당연히 고정할 곳이 없으니 몸통은 불안정해지고
자극도 분산될 수밖에 없다.

발을 이용한 지지력 덕분에 상체가 흔들리지 않고,
가슴 근육에 더 집중할 수 있는 환경이 만들어진다.

"근데 발을 밀어도 몸이 불안한데요?"
"혹시 발을 아래로만 누르고 있어?"
"그렇게 누르라고 했던 거 아닌가요?"
"아니야! 수직으로만 밀면 효과를 제대로 볼 수 없어."

발을 아래로 누르고 앞으로 밀어 주는
수평 마찰력을 이용해야 한다.

그래야 효과적으로 무게를 다룰 수 있고,
가슴 자극을 극대화시킬 수 있다.

어깨가 아팠던 가장 큰 이유

간혹 어깨가 아프거나,
허리가 아픈 사람들이 있다.

이런 사람들의 문제는 무엇일까?
90%는 나에게 맞지 않는 가동 범위로 진행했기 때문이다.

조금 전 3단계 빌드 업을 진행하면
본인의 가동 범위를 인지할 수 있게 된다.

빌드 업을 지키지 않고 팔만 벌리는 데 집중한다면?

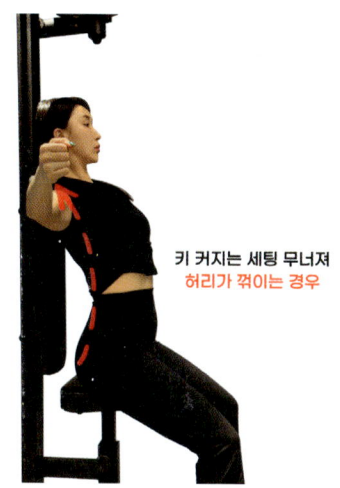 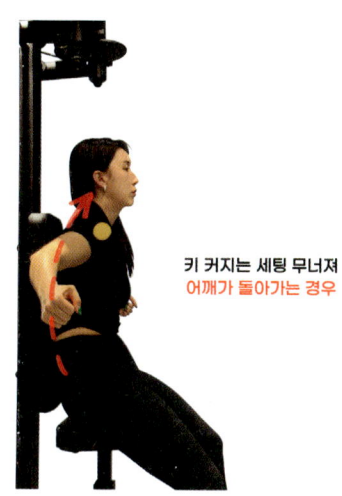

키 커지는 세팅 무너져
허리가 꺾이는 경우

키 커지는 세팅 무너져
어깨가 돌아가는 경우

과한 가동 범위가 만들어지며,
허리가 앞으로 밀리거나 어깨가 앞으로 돌아간다.

즉, 보상 작용이 발생한다는 뜻이다.

해결 방법은 간단하다.
키가 커지는 느낌으로 상체를 유지하는 빌드 업만 잘 지켜보자.

그럼 근육의 긴장을 유지하면서,
동작을 반복할 수 있게 된다.

📌 정리 퀴즈

펙 덱 플라이 시 발을 잘 사용하고 있는 친구는?

1. 하영 - 발바닥을 수직으로만 밀고 있다.
2. 영숙 - 발바닥을 아래로 누르고 앞으로 민다.
3. 수한 - 발을 바닥에서 들고 진행한다.

펙 덱 플라이의 올바른 3단계 빌드 업 순서는?

a. 지면을 밀어 키 커지는 느낌을 주고 등과 뒤통수를 뒤로 밀어 준다.
b. 팔을 벌렸다 모은다.
c. 그립을 몸 앞쪽으로 가져오고 주먹을 앞으로 뻗는다.

허리, 어깨 통증이 있을 때 가장 먼저 체크해 봐야 되는 것은?

1. 팔꿈치 각도
2. 가동 범위
3. 손목 각도

정답
2/c a b/2

체스트 프레스

나한테만 적용 가능한 프레스 세팅 방법

"쌤, 체스트 프레스 머신만 쓰면 어깨가 아파요."
"참 신기하지? 머신을 써도 어깨가 아픈 게 이해가 안 될 거야."

이유는 간단하다.
나에게 맞는 프레스 세팅 방법이 따로 존재하기 때문이다.

프레스 세팅 방법

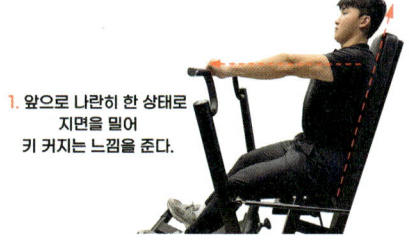

1. 앞으로 나란히 한 상태로 지면을 밀어 키 커지는 느낌을 준다.

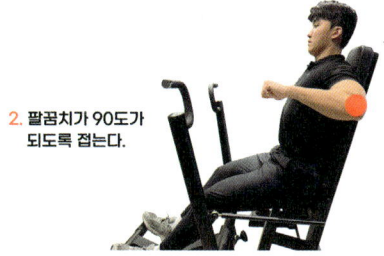

2. 팔꿈치가 90도가 되도록 접는다.

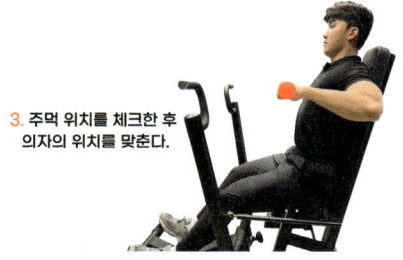

3. 주먹 위치를 체크한 후 의자의 위치를 맞춘다.

1번. 앞으로나란히 한 상태로 지면을 밀어 키 커지는 느낌을 준다.
2번. 팔꿈치가 90도가 되도록 접는다.
3번. 주먹 위치를 체크한 후 몸과 의자의 위치를 맞춘다.

3번에서 그대로 주먹을 뻗었을 때,
그립이 잡혀야 한다.

그동안 수많은 정보마다
팔을 내리는 위치가 달라서 헷갈렸을 것이다.

이유는 일부 사람에게만 적용되는 정보였기 때문이다.

하지만 내가 알려 준 방법은 너에게만 적용되는 방법이다.
이유는 자연스러운 움직임을 기준으로 알려 주었기 때문이다.

다른 사람이 '팔을 더 위쪽으로 내리는 게 좋다.'라고
말해도 바로 수용하는 것보다

직접 맨몸으로 해 보고 불편하지 않다면,
그때 수용해도 늦지 않는다.

이처럼 사람마다 개별성이 있기 때문에,
나에게 맞는 자연스러운 움직임을 찾는 게 핵심이다.

주먹 위치를 체크했다면,
이제 적용할 차례다.

체스트 프레스 3단계 빌드 업

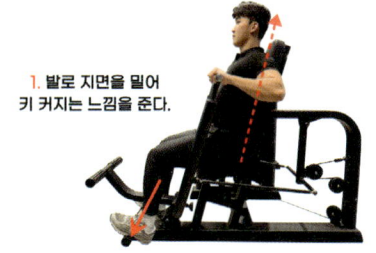
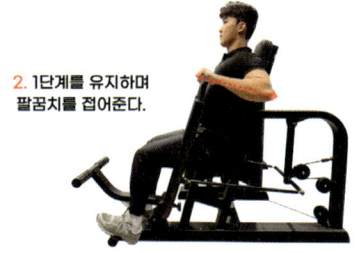
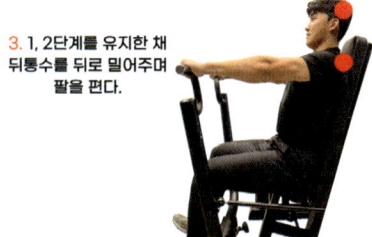

1단계. 발로 지면을 밀어 키 커지는 느낌을 준다.

2단계. 1단계를 유지하며 팔꿈치를 접어 준다.

3단계. 1, 2단계를 유지한 채 뒤통수를 뒤로 밀어 주며 팔을 편다.

(나에게 맞는 프레스 세팅 방법을 통한 의자 패드 조절 필수)

삼두 근육이 아팠던 이유

"쌤, 삼두 근육도 뻐근한데 잘하고 있는 건가요?"
"가슴 자극이 잘 들어오긴 해?"
"풍선을 상상하니까 가슴 자극이 잘 오긴 해요. 근데 삼두 근육도 같이 뻐근해요."
"그렇다면 정상이야. 이유는 플라이와 다르게 팔꿈치 관절을 함께 사용하기 때문이야."

이해하기 쉽게 정리해 줄게.

단일 관절 운동	• 동원되는 관절 수 적음
	• 동원되는 근육 수 적음
	• 무게 다루기엔 좋지만 한 부위 집중은 어려움
다중 관절 운동	• 동원되는 관절 수 많음
	• 동원되는 근육 수 적음
	• 무게 다루기엔 어렵지만 한 부위 집중은 좋음

운동 종목	사용 관절	사용 근육	관절 관여도
플라이 운동	어깨 관절	가슴 근육, 전면 삼각근	단일 관절 운동(한 개의 관절을 사용하는 운동)
프레스 운동	어깨, 팔꿈치 관절	가슴 근육, 전면 삼각근, 삼두 근육	다중 관절 운동(두 개 이상의 관절을 사용하는 운동)

프레스는 팔꿈치 관절을 사용하기 때문에,
팔을 펴는 삼두 근육의 개입으로 자극이 들어가는 건 정상이다.

사용하는 근육이 많은 만큼,
무게를 다루기엔 좋지만 가슴 근육을 온전히 집중하는 건 플라이보다 어렵다.

그래서 우리는 운동을 할 때,
프레스, 플라이를 적절하게 섞어서 진행해야 한다.

그래야 효과적인 근 성장을 만들어 낼 수 있다.

모든 프레스에 적용 가능한 파지법

"쌤, 프레스 운동만 하면 손목이 아파서 못 하겠어요."
"그립 잡을 때 어떻게 잡아?"
"그냥 손바닥으로 감싸서 잡는 거 아닌가요?"
"아니야! 그렇게 잡으면 부상 위험도 있고, 무게, 자극점에 좋을 게 하나도 없어."

지금 바로 손바닥을 펴 보자.

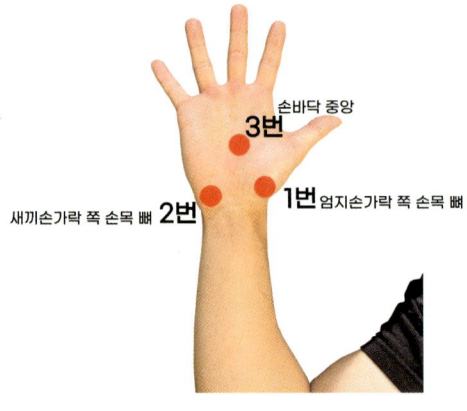

1번. 엄지손가락 쪽 손목뼈
2번. 새끼손가락 쪽 손목뼈
3번. 손바닥 중앙

결론부터 말하자면 2번으로 그립을 잡아야 한다.

1번(요골 위쪽 뼈) 쪽은 움직임이 자유로운 곳이라,
안정적으로 무게를 받기엔 어려움이 있다.

반면에 2번은 지지대 역할을 하는 곳으로 안정적으로 무게를 받을 수 있다. (척골 위쪽 뼈).

조심해라. 3번은 그립을 잡자마자 손목이 뒤로 꺾이게 된다.

무게를 가장 처음 받는 손 자체가 불안정하다면,
그 위에 있는 관절들까지도 연쇄적으로 불안정해진다.
(팔꿈치, 어깨 통증 원인).

예상했겠지만 그에 따라 가슴 자극도 함께 분산된다.

앞으로 프레스 운동을 할 땐,
반드시 2번 쪽으로 지지하자.

📌 정리 퀴즈

다음 중 올바른 것을 고르시오.

1. 프레스 = 플라이보다 가슴 근육에 집중하기 좋다.
2. 프레스 삼두 근육 자극 - 비정상적이다.
3. 체스트 프레스는 다중 관절 운동으로 무게를 다루기 좋다.
4. 프레스 시 그립은 엄지손가락 쪽으로 지지한다.

체스트 프레스 시 나에게 맞는 프레스 세팅 방법을 찾아 순서대로 배열하시오.

a. 팔꿈치가 90도가 되도록 접는다.
b. 앞으로나란히 한 상태로 지면을 밀어 키 커지는 느낌을 준다.
c. 주먹 위치를 체크한 후 몸과 의자의 위치를 맞춘다.

수한이가 체스트 프레스를 하는데 팔꿈치가 아프다고 한다. 가장 먼저 체크해 봐야 하는 곳은?

1. 발바닥
2. 손바닥
3. 팔꿈치

정답
3/ b a c / 2

스미스 머신

타깃 부위에 따른 머리 위치

"쌤, 인클라인 프레스만 하면 전면 어깨가 더 아파요."
"맞아, 인클라인은 벤치 각도를 잘 설정해야 돼. 안 그러면 지금처럼 가슴 자극이 분산될 거야.
각도에 따른 타깃 부위를 정리해 줄게."

가슴 운동을 할 때 벤치 각도는 오직 A, B만 기억하면 된다.
그러면 절대로 헷갈리지 않을 것이다.

아래쪽 가슴 운동

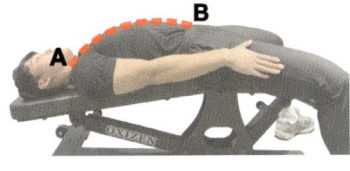

중간 가슴 운동

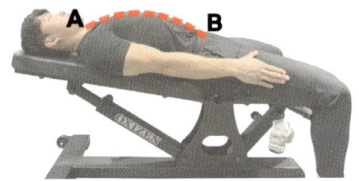

위쪽 가슴 운동

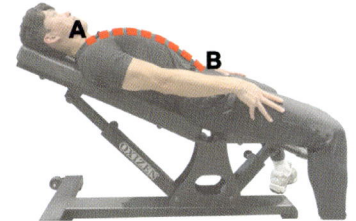

67

A가 밑으로 향한 벤치 = 아래쪽 가슴 운동
A, B가 평평한 벤치 = 중간 가슴 운동
A가 위로 향한 벤치 = 위쪽 가슴 운동

여기서 A가 더 올라가면 올라갈수록
가슴보단 어깨 개입이 더 커지게 된다.

그래서 어깨 운동은 벤치를 90도에 가깝게 올리거나,
서 있는 자세에서 진행한다.

이 때문에 위쪽 가슴 운동을 효과적으로 하고 싶다면,
너무 높은 벤치 각도는 비효율적이다.

그래서 보통 30~40도 사이로 맞춰 주는 게 효율적이다.

스미스 머신만의 특별한 두 가지 세팅

"쌤, 스미스 머신은 세팅이 약간 다른가요?"
"맞아! 두 가지를 더 신경 써야 돼!"
"체스트 프레스 머신의 움직임 각도는 기구마다 달라서 거기에 맞게 머신을 체크해야 한다고 했던 거, 기억나?"

하지만 보통의 스미스 머신은 수직으로 움직인다.
그렇기 때문에 플랫, 인클라인, 디클라인 모두
다음 두 가지의 세팅을 진행해야 한다.

바벨은 벤치 중앙   **전완이 지면과 수직**

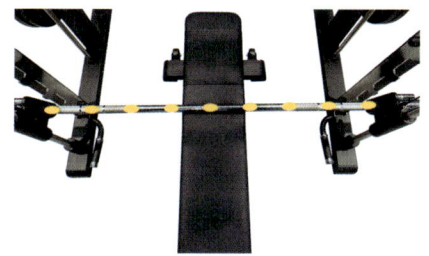 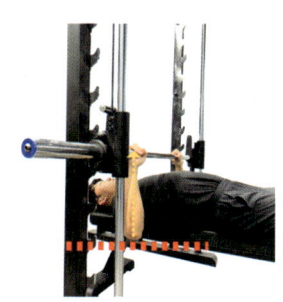

첫 번째. 바벨을 내렸을 때 바벨이 벤치 중앙에 오도록 맞춘다.
두 번째. 동작을 진행할 때 전완이 지면과 수직을 이루도록 한다.

이 두 가지를 적용하고
벤치 각도와 바벨 위치까지 맞춰 주면 된다.

벤치 각도에 따른 부위별 3단계 빌드 업

인클라인 3단계 빌드 업

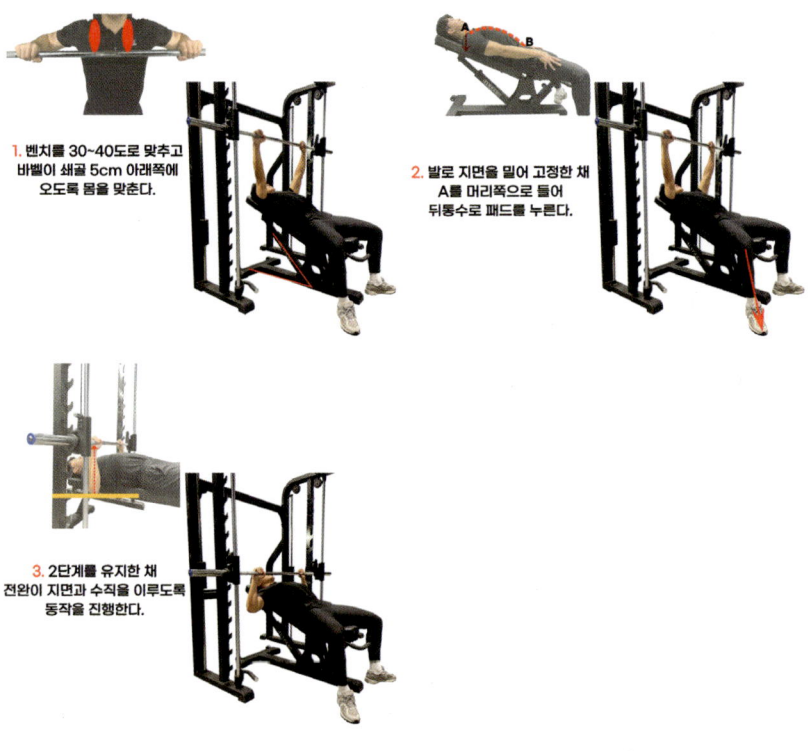

1단계. 벤치를 30~40도로 맞추고 바벨이 쇄골 5cm 아래쪽에 오도록 몸을 맞춘다.

2단계. 발로 지면을 밀어 고정한 채 A를 머리 쪽으로 들어 뒤통수로 패드를 누른다.

3단계. 2단계 세팅을 유지한 채 전완이 지면과 수직을 이루도록 동작을 진행한다.

플랫 3단계 빌드 업

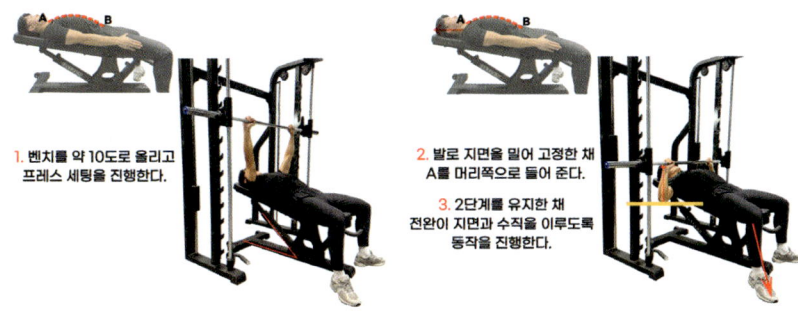

1단계. 벤치를 약 10도로 올리고 프레스 세팅을 진행한다.

2단계. 발로 지면을 밀어 고정한 채 A를 머리 쪽으로 들어 뒤통수로 패드를 누른다.

3단계. 2단계 세팅을 유지한 채 전완이 지면과 수직을 이루도록 동작을 진행한다.

디클라인 3단계 빌드 업

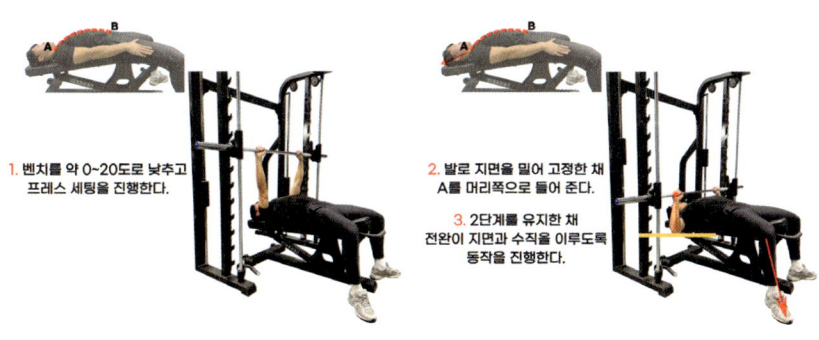

1단계. 벤치를 약 0~20도로 낮추고 프레스 세팅을 진행한다.

2단계. 발로 지면을 밀어 고정한 채 A를 머리 쪽으로 뒤통수로 패드를 누른다

3단계. 2단계 세팅을 유지한 채 전완이 지면과 수직을 이루도록 동작을 진행한다.

스미스 머신 세 배 더 잘 쓰는 방법

"스미스 머신 장점이 뭐였지?"

"궤적이 정해져 있다, 안정적이다?"

"정확해! 이걸 100% 활용하는 방법을 알려 줄게."

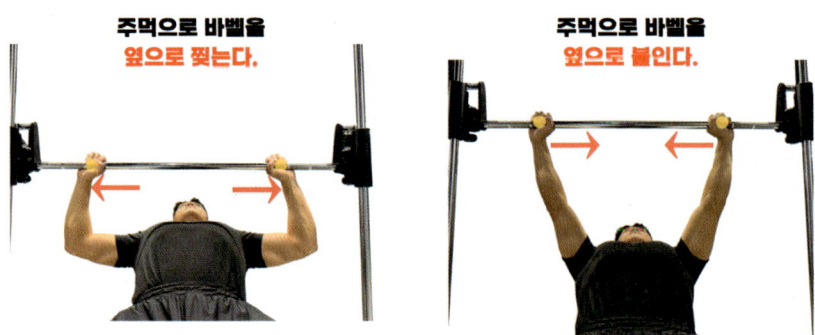

바벨을 내릴 땐 '바벨을 옆으로 찢는다.'라고 생각하기.

바벨을 올릴 땐 '바벨을 서로 붙인다.'라고 생각하기.

"풍선 터트리는 방법과 비슷한 꿀 팁이죠?"

"맞아! 가슴 근육을 잘 쓰기 위한… 아니 잘 쓸 수밖에 없는 방법이야."

앞서 말했듯이 가슴 자극을 더 잘 느끼고 싶다면 단순히 팔만 펴서는 안 된다.
(가슴 근육은 팔을 안으로 모으고, 삼두 근육은 팔을 펴는 역할을 하기 때문이다.)

"쌤, 이 방법 프리 웨이트에도 적용할 수 있어요?"

"그렇지! 근데 적용은 할 수 있지만 프리 특성상 어려울 수 있어."

"그럼 잘할 수 있게 하나만 더 알려 주시면 안 돼요?"

"그럼 그 전에 정리 퀴즈로 복습해 보자."

정리 퀴즈

스미스 머신 사용 시 전완은 지면과 수직을 이뤄야 한다.

(O, X)

스미스 머신 사용 시 벤치 각도가 올바른 것은?

1. 디클라인 = 중간 가슴 = 머리 쪽이 뒤로 누워 있다.
2. 인클라인 = 위쪽 가슴 = 머리 쪽이 위로 올라가 있다.
3. 플랫 = 아래쪽 가슴 = 벤치가 약 10도 올라간 상태다.

인클라인 벤치 프레스의 가장 이상적인 각도는?

1. 55도
2. 90도
3. 30도
4. 15도

스미스 머신을 세 배 더 잘 사용하는 방법은?

1. 바벨을 내릴 때 팔꿈치를 접었다 편다.
2. 바벨을 내릴 때 손으로 바를 옆으로 찢는다.

정답
O/2/3/2

프리 웨이트를 스미스 머신처럼 하는 방법

"쌤, 덤벨로 하면 손이 벌어지는 느낌을 잘 모르겠어요."
"맞아! 프리 특성상 어려울 수 있어! 그래서 이걸 쉽게 적용할 수 있는 방법을 알려 줄게."

세라밴드 하나만 있으면 가능하다.
대신 너무 강한 밴드보단,
가장 약한 밴드로 진행해야 한다.

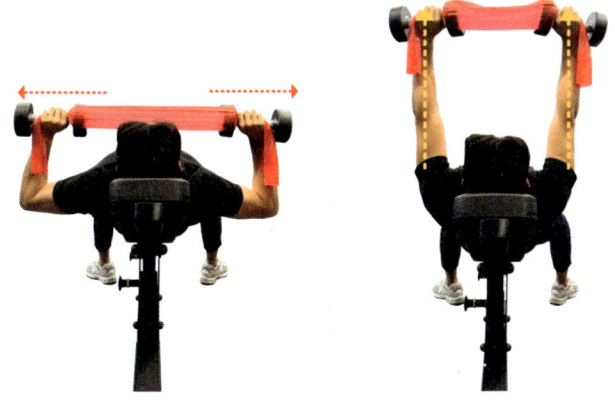

밴드를 덤벨과 함께 잡아 준다.
밴드를 옆으로 찢는다고 생각하면서 프레스를 해 보자.

팔을 벌리면서 내리는 느낌과 좌우 덤벨의 위치, 가동 범위를 파악할 수 있을 것이다.
(덤벨 찢는 동작을 밴드를 통해 시각적으로 보며 스스로 느낄 수 있도록 피드백을 받는 것이다.)

이때 중요한 건 접었던 팔을 펴며 돌아갈 때다.
밴드가 늘어난 상태이기 때문에,
탄성과 함께 안으로 모이려고 할 것이다.

덤벨이 서로 붙지 않도록 팔을 일자로 밀어 준다.

"쌤, 덤벨을 모아야 최대 수축이 되지 않아요?"
"가슴 근육은 어디에 위치한다고 했지? 1번, 2번."

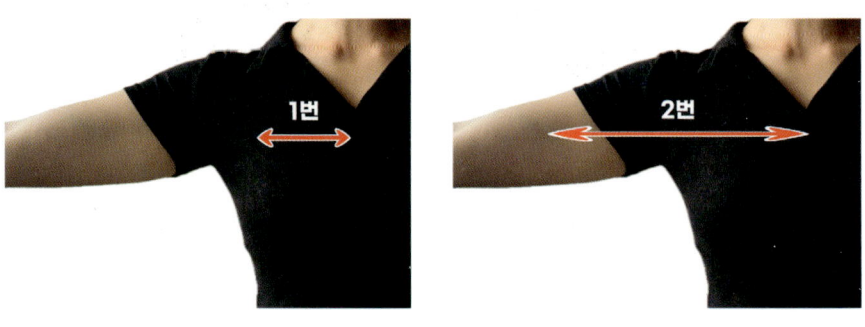

"2번이요!"

"맞아! 팔뼈만 몸통 쪽으로 붙이면 가슴은 자연스럽게 최대 수축이 이뤄지게 돼."

손을 억지로 모을 필요가 없다는 것이다.
손은 단순히 무게를 잡고 있는 도구일 뿐이다.

"이두 근육을 가슴 옆에 붙여라."
이런 큐잉을 한 번쯤 들어 본 적 있을 것이다.

이것 또한 이러한 원리에서 비롯된 표현이다.

어깨

프레스

어깨 커지는 각도는 정해져 있다

"쌤, 어깨에 자극이 잘 들어오는 각도가 정해져 있다고요?"
"응! 근데 사람마다 그 각도가 달라서 한 가지를 꼭 체크해야 돼."

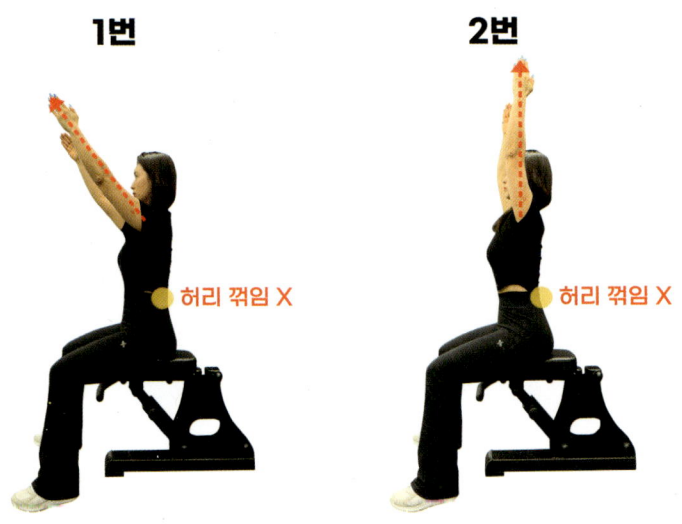

벤치에 앉아서 만세를 해 보자.

(이때 허리가 꺾이면 안 된다.)

사람마다 올라가는 가동 범위가 다를 것이다.

만약 네가 1번에서 멈췄는데 벤치 각도가 수직에 가깝게 세워져 있다면, 덤벨과 팔꿈치를 무리해서 일자로 맞추려 할 것이다. 그럼 어깨가 돌아가거나 허리가 꺾이는 보상이 나타날 것이다.
(웨이트는 수직으로 저항을 받는 운동이기 때문이다.)

해결 방법은 간단하다.

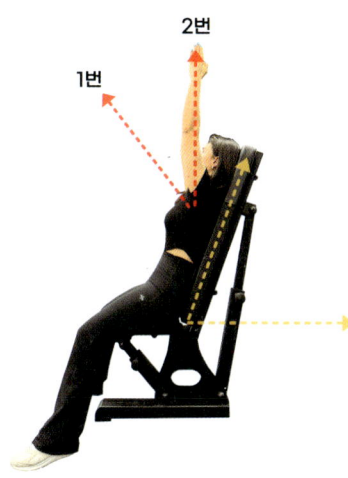

너의 손끝이 1번에 위치해 있다면,
손끝이 천장을 볼 수 있도록
벤치 각도를 뒤로 눕혀 주면 된다.

"그럼 직각 벤치가 무조건 좋진 않겠네요?"
"맞아. 만약 2번처럼 어떠한 보상 작용도 없이 손끝이 천장을 바라본다면 사용해도 괜찮아."

덤벨 숄더 프레스 시 어깨 자극이 안 들어왔던 이유

"쌤, 벤치 각도를 맞춰도 어깨 자극이 애매해요."
"혹시 미는 것만 신경 쓰는 거 아니야?"
"덤벨 숄더 프레스니까 위로 미는 거 아닌가요?"
"그럼 팔만 아프게 될 거야. 덤벨 숄더 프레스 움직임을 알면 자극은 알아서 들어오게 돼 있어."

이 두 가지 움직임으로 어깨 운동이 되는 것이다.

덤벨 숄더 프레스 움직임

1번. 숄더 프레스의 시작 자세는 어깨가 이미 수축이 되어 있는 상태다(완성 자세).
2번. 팔을 옆으로 벌렸다 모으면서 운동을 진행한다(2번이 관건이다).

하지만 보통 미는 것에만 집중하다 보니,
2번 움직임을 놓치는 경우가 많다.

팔을 옆으로 벌리면서 덤벨을 내리면,
느끼지 못했던 자극을 받을 수 있다.

덤벨 숄더 프레스 3단계 빌드 업

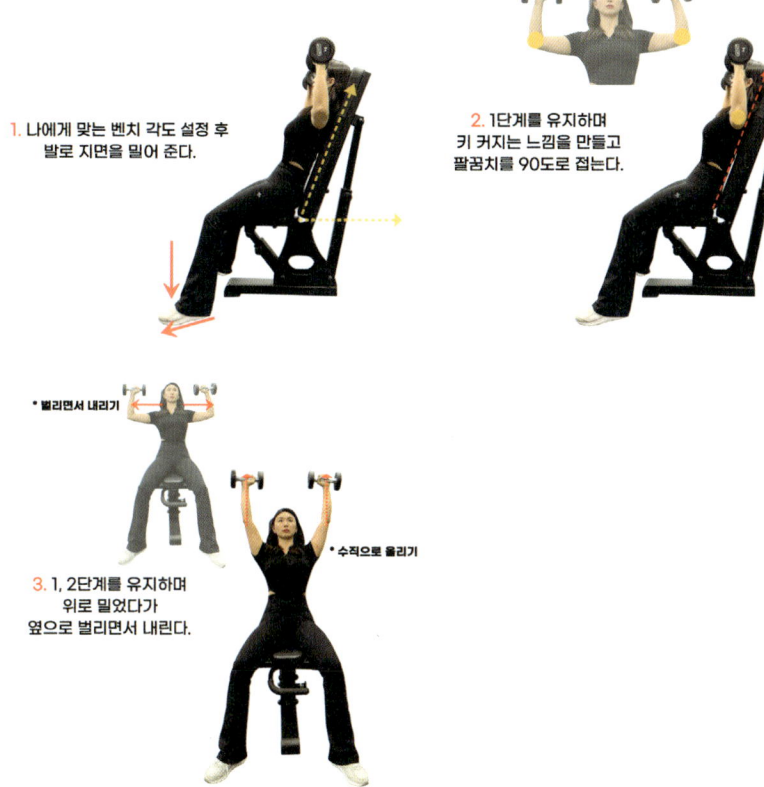

1단계. 나에게 맞는 벤치 각도를 설정한 후 발로 지면을 밀어준다.

2단계. 1단계를 유지하며 키 커지는 느낌을 만들고 팔꿈치를 90도로 접는다.

3단계. 1, 2단계를 유지하며 위로 밀었다가 옆으로 벌리면서 내린다.

"팔을 벌리라는 게 이해가 잘 안돼요."

"괜찮아! 두 가지만 바꾸면 바로 이해될 거야."

첫 번째. 무게를 낮춘다.

컨트롤이 어려운 무게를
다루고 있을 가능성이 높다.

타깃 하려는 어깨 자극을 인지하지 못한다면,
무게를 많이 든다고 한들 근 성장은 더딜 것이다.

우리의 목적은 많은 무게를 드는 파워리프터가 아니라,
근 성장을 위해 하고 있지 않는가?

두 번째. 밴드를 활용한다.

밴드는 가슴 운동에서 다뤘던 방법으로
동일하게 적용해 주면 된다.

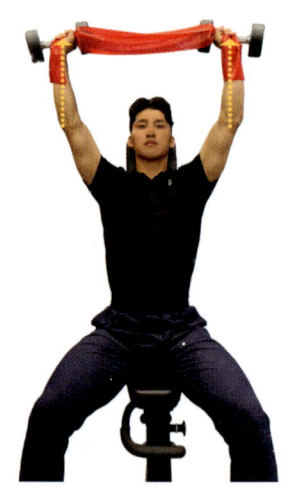 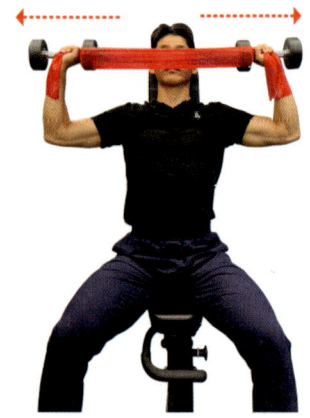

양손에 덤벨과 함께 밴드를 잡는다.
(낮은 강도의 밴드를 활용)
밴드를 늘리면서 팔꿈치를 접으면,
양팔이 벌어지는 것을 자연스럽게 느낄 수 있다.
(시각적으로 밴드가 늘어나는 것을 보고
쉽게 인지할 수 있도록 시각적 피드백을 활용한 것.)

팔을 내릴수록
밴드의 저항이 걸린다.
돌아오는 동작에서 덤벨이 완전 모이지 않도록
11 자 그대로 밀어 줘야 한다.

50도 숄더 프레스가 사기인 세 가지 이유

"근데 나는 덤벨 숄더 프레스를 자주 하진 않아!"
"왜요? 더 효율적인 방법이 있나요?"
"맞아! 난 아래 세 가지 이유 때문에 50도 숄더 프레스를 가장 선호해."

첫 번째. 허리 부담이 훨씬 적다.
두 번째. 무게를 다루기 유용하다.
세 번째. 전면 어깨 자극이 세 배 올라간다.

"오 그런 운동이 있어요? 당장 알려 주세요."

"바로 따라 할 있도록 스미스 머신으로 알려 줄게."

50도 숄더 프레스 4단계 빌드 업

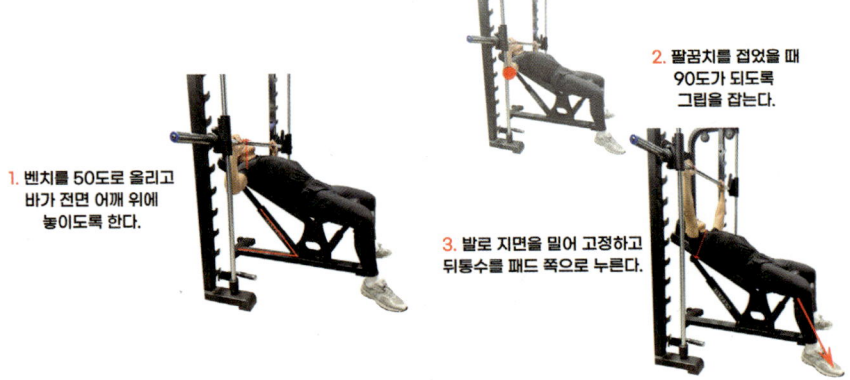

1단계. 벤치를 50도로 올리고 바가 전면 어깨 위에 놓이도록 세팅한다.

2단계. 팔꿈치를 접었을 때 90도가 되도록 그립을 잡는다.

3단계. 발로 지면을 밀어 고정하고 뒤통수를 패드 쪽으로 누른다.

4단계. 2, 3단계 세팅을 유지하며 팔을 벌렸다 모은다.

"이건 인클라인 벤치 프레스 아니에요?"

"비슷한 원리야! 위쪽 가슴 근육과 전면 삼각근의 움직임이 동일하거든!"

(전면 삼각근 움직임: 팔을 앞으로나란히 하기, 팔을 앞으로 벌렸다 모으기)

"가슴 위쪽에도 자극이 오는데 맞는 거죠?"
"100% 안 들어갈 순 없지! 하지만 전면 어깨에 훨씬 강한 자극이 와야 해."

어깨 자극이 세 배 올라가는 두 가지 방법

"근데 저는 가슴 자극이 더 잘 오는데요?"
"그럼 이 두 가지를 확인해 봐."

첫 번째. 잘못된 몸통 위치
두 번째. 잘못된 팔꿈치 위치

첫 번째. 잘못된 몸통 위치

전면 어깨 위에 바가 오도록
몸을 맞춰 주는 게 가장 중요하다.

저항이 수직으로 작용하는 기구이라
잘못된 세팅은 동작 자체를 망칠 수 있다.

두 번째. 잘못된 팔꿈치 위치

무엇보다 바를 내렸을 때 팔꿈치가 지면과
수직을 이루고 있어야 안전하다.

하지만 반복 횟수가 많아질수록 힘이 드니,
팔꿈치가 몸통 쪽으로 붙으면서 보상 작용이 일어날 것이다.
그렇게 됐을 때 가장 큰 문제는 어깨 또는 팔꿈치 부상이다.

손에서 받는 저항이 팔꿈치 그리고 어깨로
올바르게 전달되어야 안전하게 진행할 수 있는 동작이다.

팔꿈치가 수직 저항에서 벗어난다면,
어깨에는 뒤틀림이 생기고 통증까지 이어질 수 있다.

정리 퀴즈

덤벨 숄더 프레스는 무조건 직각 벤치가 좋다.
(O, X)

덤벨 숄더 프레스 시 팔만 아플 때 활용하면 좋은 것은?
1. 스미스 머신
2. 직각 벤치
3. 세라밴드
4. 복압벨트

50도 숄더 프레스 시 몸의 위치는 어디가 적절할까?
1. 바벨을 내렸을 때 턱 위치
2. 바벨을 내렸을 때 명치
3. 바벨을 내렸을 때 전면 어깨
4. 바벨을 내렸을 때 코 앞

정답
x/3/3

레이즈

트레이너도 모르는 레이즈의 두 가지 핵심

"쌤, 레이즈 운동 할 때 승모근에만 자극이 와요."
"들어 올리는 것만 신경 썼지?"
"당연히 들어 올리는 거 아니에요?"
"들어 올리지 말고 밀어 올리면 어깨 자극은 확실하게 들어올 거야."
"밀어 올린다? 그게 무슨 말이에요?"
"꼭 맨몸으로 먼저 따라 해 봐. 그래야 이해하기 쉬울 거야!"

프론트 레이즈로 예시를 들어 보겠다.

프론트 레이즈는 덤벨을 잡고 팔을 앞으로 밀어 올리면서 전면 삼각근을 타깃 하는 동작이다.
(전면 삼각근 = 팔을 앞으로 올리는 근육)

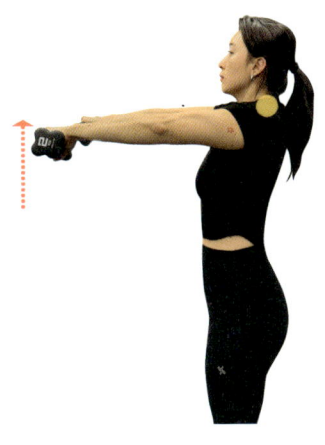 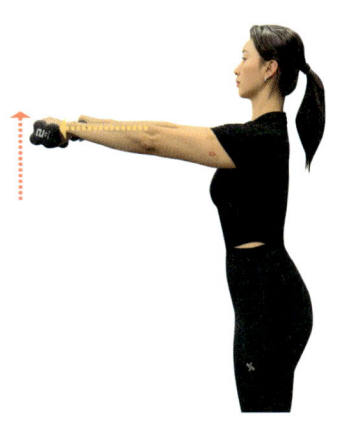

이때 단순히 '팔을 앞으로 들어 올린다'가 아닌,
'주먹을 앞으로 밀면서 위로 올려 준다'가 돼야 한다.

팔을 들어 올리면 어깨가 으쓱댈 가능성이 높다.
그렇기 때문에 상부 승모근의 자극이 우세해질 수 있다.
(상부 승모근 = 어깨를 으쓱하는 근육)

하지만 주먹을 앞으로 밀면서 위로 올린다면,
어깨를 잘 사용할 수 있는 환경이 세팅된다.

그렇다면 사이드 레터럴 레이즈에는 어떻게 적용하면 좋을까?
주먹을 옆으로 밀면서 위로 올려 주면 된다. 쉽지 않은가?
(측면 삼각근 = 팔을 옆에서 위로 올리는 근육)

벤트 오버 레터럴 레이즈도 동일하다.
주먹을 아래로 밀면서 옆으로 올려 준다.
(후면 삼각근 = 팔을 앞에서 뒤로 벌리는 근육)

레이즈 종류는 '밀어 올린다'
이것만 잘 알아도 50%는 성공이다.

"나머지 50%는 뭔가요?"

나머지 50%는 축 + 신장이다.
축 + 신장 = 몸이 길게 쭉 펴지는 힘 = 기지개를 켜듯 온몸을 길게 편다.
이렇게 생각하면 이해가 쉬울 것이다.

"축 + 신장이 왜 중요한데요?"
"이유는 중력 때문이야."

우리 몸은 항상 중력의 영향을 받아 아래로 눌리고 있다.
자세가 구부정해지면 디스크와 관절들의 위치가 중심축에서 벗어나게 되며, 몸의 균형과 안정성, 가동성이 깨질 수 있다.

요즘 현대인들에게 거북목과 굽은 등, 골반의 비대칭이 생기는 이유도 축 신장을 만들지 못한 상태에서 오랜 시간이 지나, 원래 내 자세가 그랬다는 듯이 몸이 기억한 것이다.

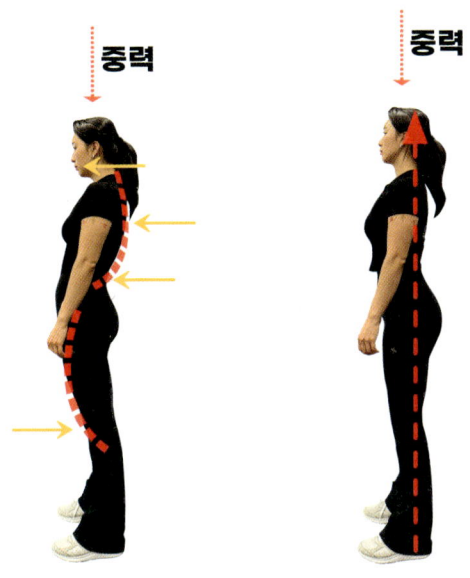

그래서 어렸을 때 "허리 펴고 바르게 앉아."라는 말을
정말 많이 들었을 것이다.

이런 말들이 바로 축 신장을 사용해서
중력에 대응하는 힘을 만들라는 것이다.

이제 왜 축 신장이 중요한지 알았을 것이다.

그렇다면 '밀어 올리기', '축 신장'
이 두 가지만 지키면 레이즈는 잘할 수밖에 없다.

이제부터 프론트, 사이드, 벤트 오버 각 자세에서 어떻게 적용하면 되는지 단계별로 알려 주겠다.

레이즈 종류별 3단계 빌드 업

프론트 레이즈 3단계 빌드 업

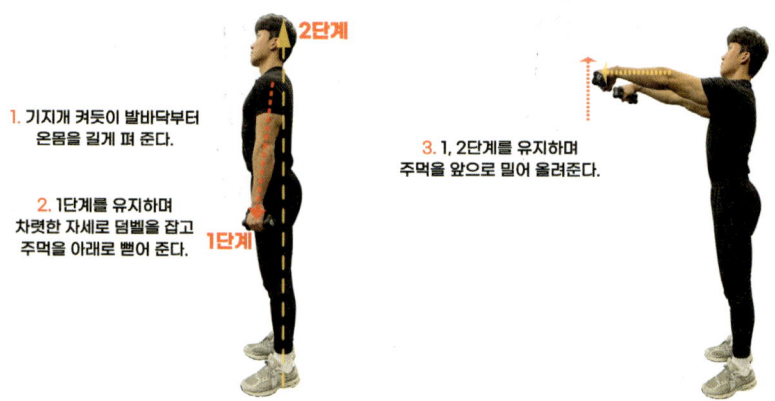

1단계. 기지개를 켜듯이 발바닥에서부터 온몸을 길게 펴 준다.
2단계. 1단계 세팅을 유지하며 덤벨을 잡고 주먹을 아래로 뻗어 준다.
3단계. 1, 2단계 세팅을 유지하며 주먹을 앞으로 밀어 올려준다.

사이드 레터럴 레이즈 3단계 빌드 업

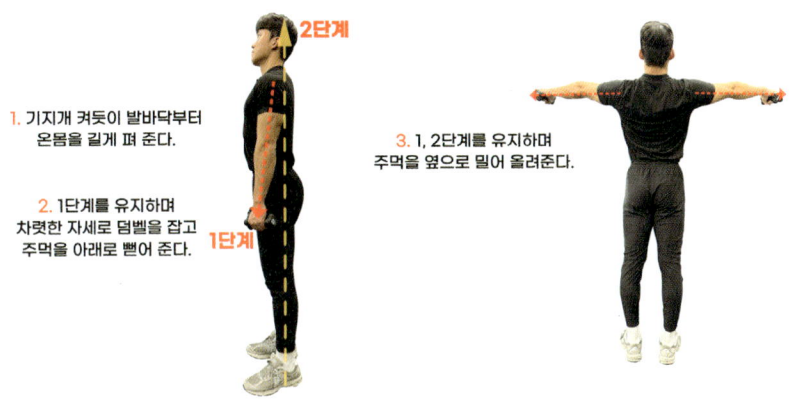

1단계. 기지개를 켜듯이 발바닥에서부터 온몸을 길게 펴 준다.
2단계. 1단계 세팅을 유지하며 차렷한 자세로 덤벨을 잡고 주먹을 아래로 뻗어 준다.
3단계. 1, 2단계 세팅을 유지하며 주먹을 옆으로 밀어 올려준다.

벤트 오버 레터럴 레이즈 4단계 빌드 업

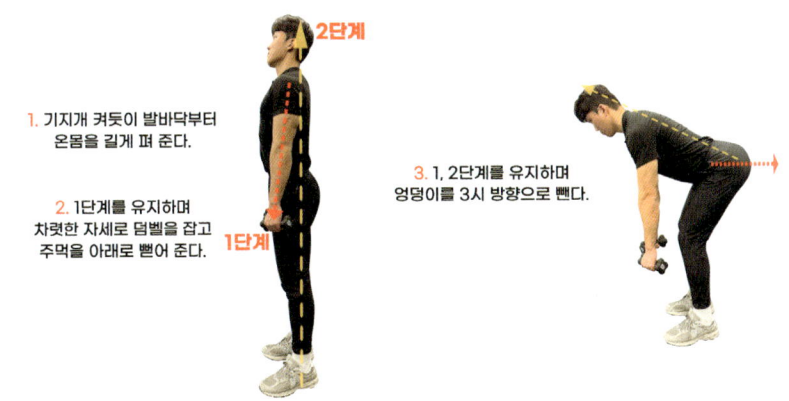

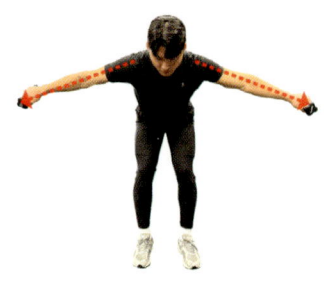

1단계. 기지개를 켜듯이 발바닥에서부터 온몸을 길게 펴 준다.
2단계. 1단계 세팅을 유지하며 덤벨을 잡고 주먹을 아래로 뻗어 준다.
3단계. 1, 2단계 세팅을 유지하며 엉덩이를 3시 방향으로 뺀다.
4단계. 전 단계 세팅들을 모두 유지하며 주먹을 옆으로 밀어 올려준다.

너무 중요해서 다시 한번 강조하겠다.
'밀어 올리기', '축 신장' 이 두 가지는
동작 내내 잘 유지해야만 한다.

하나라도 무너진다면 자극은 분산된다.

마법의 벤치 각도 설정 방법

"쌤, 다른 건 괜찮은데 벤트 오버가 너무 어려워요."
"맞아, 신경 쓸 게 한두 가지가 아니지."

힙힌지, 근육 자극, 호흡, 신전근, 팔과 손목 각도….

이런 것들을 다 신경 써야 후면 어깨에 자극이 오니,
아무래도 벤트 오버 자세가 어려울 수밖에 없다.

그럴 땐 마법의 벤치를 활용해 주면 된다.

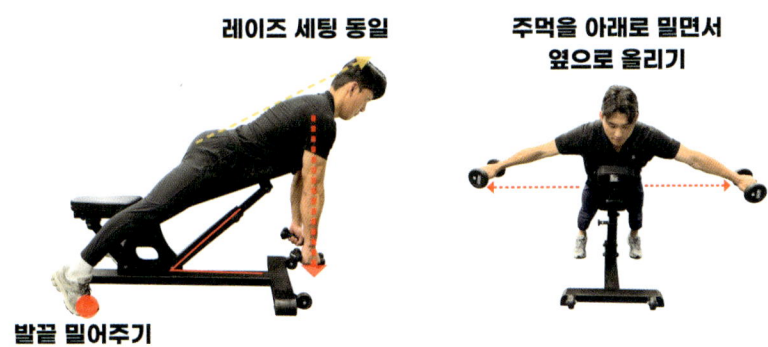

벤치에 가슴을 대고 진행하면 불필요한 자극을 줄일 수 있고,
몸통의 안정성을 쉽게 잡을 수 있다.

그렇기 때문에 어깨 후면을 보다 집중적으로 진행할 수 있다.

벤치 각도는 160~170도 정도로 설정한다면,
일반적인 벤트 오버 자세와 동일하게 만들 수 있다.

컨디션이 좋지 않은 날에는 집중력이 떨어지는데,
그럴 때 활용해 주는 것을 추천한다.

절대 사용하면 안 되는 반동

"쌤, 레이즈를 할 때 반동 사용해도 되죠?"
"레이즈 종류는 횟수를 많이 하다 보니 반동을 사용하는 경우가 많아."

하지만 잘못된 반동 사용은,
우리가 가장 중요하게 생각했던 축 신장 세팅을 무너뜨리게 된다.

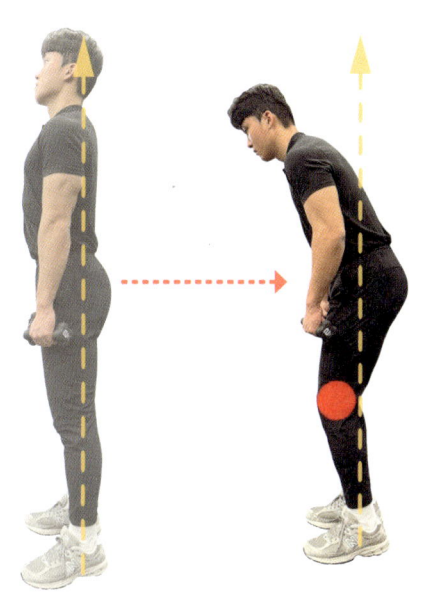

절대 하면 안 되는 건,
무릎을 위아래로 움직이며 튕기는 반동이다.

축 신장 = 몸을 길게 쭉 펴는 힘
중력에 대응하는 힘을 만든 것이다.

거기서 무릎을 과하게 구부렸다 펴는 반동을 사용하면,
축 신장 세팅 자체를 사용하지 않겠다는 뜻이다.
(과한 무릎 반동 사용 시 = 몸이 위아래로 길어졌다 짧아지기를 반복하게 된다.)

📌 정리 퀴즈

레이즈 운동 시 가장 중요한 두 가지 포인트는?

1. 축 신장
2. 팔꿈치 구부린 정도
3. 손목 각도
4. 벤치 각도
5. 밀어 올리는 움직임

하영이가 벤트 오버 레터럴 레이즈를 하는데 허리 부담이 있다고 한다. 어떻게 대처하는 게 올바른 방법일까?

1. 벤트 오버 레터럴 레이즈를 아예 하지 않는다.
2. 벤치를 사용해서 몸통을 안정적으로 지지하며 진행한다.
3. 무릎을 튕기면서 진행한다.
4. 날개뼈를 적극적으로 사용하면서 진행한다.

사이드 레터럴 레이즈 3단계 빌드 업을 올바르게 배열하시오.

a. 주먹을 옆으로 밀어 올려준다.
b. 차렷한 자세로 덤벨을 잡고 주먹을 아래로 뻗어 준다.
c. 기지개를 켜듯이 발바닥에서부터 온몸을 길게 펴 준다.

정답
1, 5/2/c b a

OHP(오버헤드 프레스)를 하면 안 되는 사람

"쌤, OHP는 어깨 운동에서 최고라 하던데 왜 하지 마요?"
"너무 좋은 동작이지! 근데 너 기지개 잘 펼 수 있어?"
"갑자기 기지개요?"
"만약 기지개를 잘 펴지 못한다면 OHP는 아직 하면 안 돼."

OHP는 팔을 귀 옆까지 와야 하는 동작이다.
단, 허리가 과하게 꺾이지 않은 상태로 만세가 잘 나와야 한다.
하지만 기지개 또는 만세 자체가 잘되지 않는다면,
허리를 꺾으면서 내 몸을 억지로 맞추려고 할 것이다.

무게를 든다고 해서 갑자기 만세가 잘될까?
오히려 허리에 더 강한 부담이 가게 될 것이다.

"그래서 제가 허리가 아팠던 거군요."
"입장 바꿔서 생각해 보면 이해가 쉬울 거야."

각자의 일이 정해져 있는데,
나만 일을 두 배로 한다고 생각해 보자.

부당하고, 하기 싫어서 항의하는 것처럼,

흉추에서 해야 될 일을 요추에서 하니,

통증이라는 신호를 보내는 것이다.

해결 방법은 각자의 일을 잘할 수 있도록 만들어 주면 된다.

OHP 전 가동성 운동

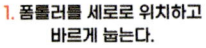
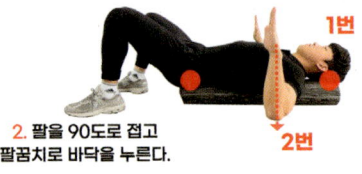
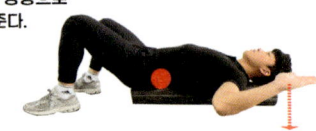
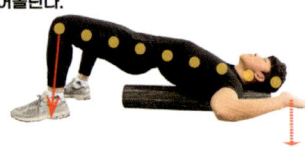

1번. 폼롤러를 세로로 위치시키고 바르게 눕는다.

2번. 팔을 90도로 접고 팔꿈치로 바닥을 누르는 느낌을 주며 가슴을 늘린다.

3번. 2번을 유지한 채 손등을 바닥 방향으로 눌러 준다.

4번. 2, 3번을 유지한 채 발바닥으로 지면을 밀어 엉덩이를 들어 올린
다. 동작은 5회 반복한다.

가동성 운동 또한 엉덩이가 정확히 올라가지 않아,
허리만 꺾인다면 의미 없는 동작이니,
꼭 신경 써서 진행해야 한다.

"그럼 가동성 운동만 하면 OHP 잘할 수 있나요?"
"저걸 한다고 바로 만세가 잘 나오진 않을 거야."

운동 전뿐만 아니라 일상 속에서도 꾸준하게
진행해 주는 게 많은 도움이 될 것이다.

OHP 4단계 빌드 업

1단계. 쇄골 앞에 놓인 바벨을 어깨너비보다 약간 넓게 잡는다.
2단계. 바벨 아래에 팔꿈치를 위치시키고 엉덩이를 조여 준다.
3단계. 2단계 세팅을 유지하며 바벨을 정수리 쪽으로 밀어 준다.
4단계. 바벨이 이마 위를 지날 때 쇄골을 앞으로 밀어 주고, 역순으로
내려 준다.

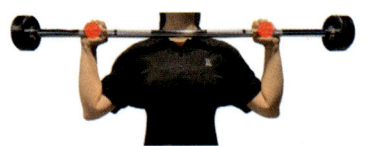
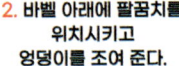
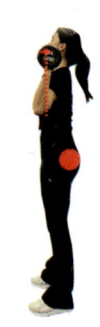

1. 쇄골 앞에 놓인 바벨을 어깨너비보다 약간 넓게 잡는다.

2. 바벨 아래에 팔꿈치를 위치시키고 엉덩이를 조여 준다.

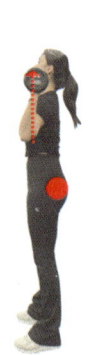
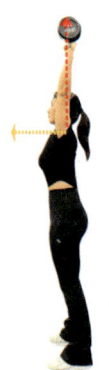

3. 2단계를 유지하며 바벨을 정수리 쪽으로 밀어준다.

4. 바벨이 이마 위를 지날 때 쇄골을 앞으로 밀어주고, 역순으로 내려 준다.

OHP = 랫 풀다운

"쌤, 'OHP = 랫 풀다운' 이게 무슨 소린가요? 어깨 운동, 등 운동 아닌가요?"

"주 타깃 부위는 다르지만 움직임은 같거든! 결국 랫 풀다운 원리를 이해하면 OHP도 잘할 수 있어."

**바를 내릴 때
광배근 수축한다 생각하기**

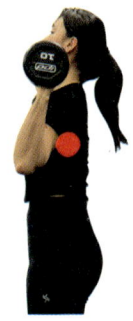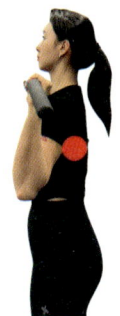

랫 풀다운 바를 내리는 동작 = OHP 바를 내리는 동작

OHP를 할 때 동일하게 팔꿈치를 몸통 쪽으로 붙이면서 광배근을 수축한다고 생각하면 된다.

**바를 올릴 때
광배근 최대로 늘리기**

랫 풀다운 바를 올리는 동작 = OHP 바를 올리는 동작

OHP를 할 때 광배근을 최대로 늘린다고 생각하면 된다.

랫 풀다운 챕터에서 말하겠지만 광배근을 최대로 늘리기 위해선 상체가 앞으로 나가야 한다(쇄골을 앞으로 밀어 준다).

손을 신경 쓰는 게 핵심이다

"쌤, 고중량만 다루면 손목이 아픈데 보호대를 끼는 게 좋겠죠?"
"근본적인 원인을 해결하지 못하면 손목은 더 아파지게 될 거야."

> 힘을 받는 순서

무게 → 손 → 팔꿈치 → 어깨

무게를 첫 번째로 받는 게 손인데,
90%가 잘 신경 쓰지 않는다.

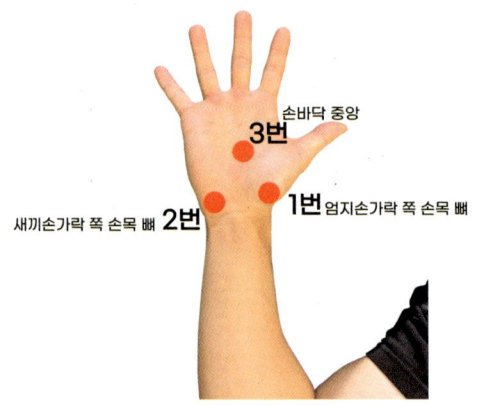

프레스그립에서 설명했지만 바벨은 손바닥이 아닌,
새끼손가락 아래쪽 뼈(척골 위쪽 뼈)로 받쳐 줘야 한다.

그래야 고중량을 훨씬 안정적으로 다루기 좋으면서도,
손목 통증은 1도 없을 것이다.

정리 퀴즈

영숙이는 만세가 잘되지 않는다. OHP를 정확하게 하기 위해선 어떤 걸 하는 게 좋을까?

1. 무거운 무게로 OHP를 한다.
2. 가동성 운동을 선행한다.
3. 손목 강화 운동을 한다.

OHP 시 최대로 광배근을 늘리고, 어깨를 수축하기 위해 꼭 해 줘야 되는 동작은?

1. 엉덩이 힘보단 허리 힘으로 밀어 준다.
2. 쇄골을 앞으로 밀어 준다.
3. 날개뼈를 뒤로 고정한 채 밀어 준다.

OHP 시 무게를 가장 첫 번째로 받는 곳과 세팅 방법이 올바른 것은?

1. 팔꿈치 - 바벨 아래 위치
2. 엉덩이 - 꽉 조여 준다.
3. 손목 - 새끼손가락 아래쪽 뼈

정답
2/2/3

한 세트만에 후면 어깨 자극 찾기

"쌤, 후면 어깨 자극을 도저히 모르겠어요."
"속는 셈 치고 딱 한 세트만 따라 해 봐. 확실한 자극점을 찾아 줄게."

리버스 펙 덱 플라이 3단계 빌드 업

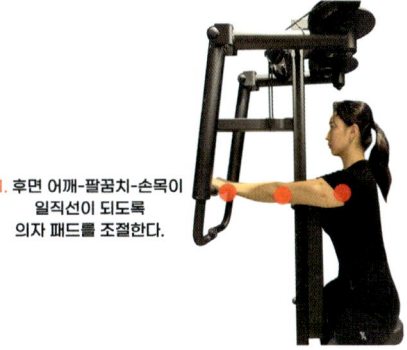 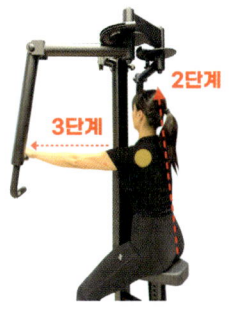

1단계. 후면 어깨-팔꿈치-손목이 일직선이 되도록 의자 패드를 조절한다.
2단계. 엉덩이에서부터 키 커지는 느낌을 주고 주먹을 앞으로 밀어 날개뼈를 서로 멀리 보내 놓는다.
3단계. 2단계 세팅을 유지하며 3cm 정도만 팔을 벌렸다 모은다.

정확히 20회 한 세트 하고 나면 이런 말을 하고 있을 것이다.
"와, 후면 어깨도 불타는 느낌이 나는구나."

팔

바벨 컬

무거운 박스를 들 때 어떻게 드는가?

"쌤, 바벨 컬 할 때 팔꿈치를 고정하면 안 되는 건가요?"
"목적에 따라 달라서, 운동 전에 꼭 체크해 봐야 해."

우리는 무거운 박스를 들 때 어떻게 하고 있는가?

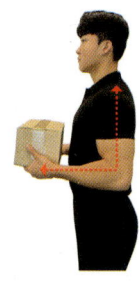 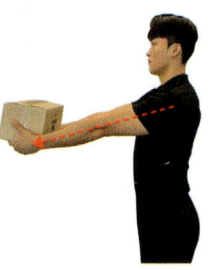

1번. 박스를 몸쪽으로 최대한 붙여서 든다.
2번. 박스를 몸에서 멀리 보낸 상태로 든다.

이처럼 우리는 무게와 몸 사이의 간격을 줄여 힘을 효율적으로 사용하려 한다(생체 역학의 원리).

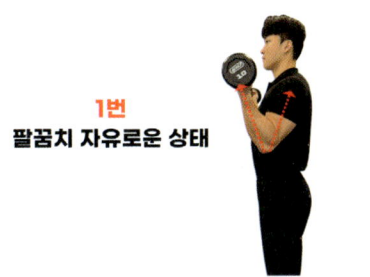
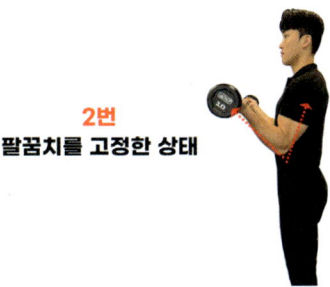

이것만 봐도 알 수 있듯이,
팔꿈치를 고정한 상태에서 바벨 컬을 하게 되면
바벨과 몸 사이가 멀어지면서 힘을 쓰기 어려워진다.

그래서, 이보다 효율적으로 힘을 쓰기 위해서는 1번(팔꿈치가 자유로운 상태)으로 진행하며,
협응근의 개입이 유도하는 것이 좋다.

바벨 컬 두 가지 목적

팔꿈치 고정	- 고중량을 다루기엔 비효율적
팔꿈치 자유로움	- 고중량을 다루기엔 효율적

"운동에는 정답이 없다."라는 말을 많이 들었을 거다.
맞는 말이지만 이 말엔 전제 조건이 있어야 한다.

바로, 내 운동에 목적이 분명했을 때.

바벨 컬의 두 가지 방법에서 무조건 적인 정답을 찾기보다는 내가 생각한 목적에 따른 바벨 컬 방법이 중요하다.

그러기 때문에 목적과 상황에 따라 자유롭게 진행해 주면 된다.

목적에 따른 바벨 컬 빌드 업

첫 번째 바벨 컬 빌드 업

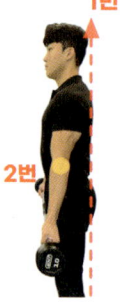 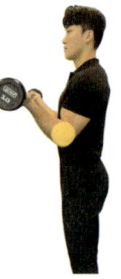

1. 바를 새끼손가락 아래쪽 뼈로 지지하고 키 커지는 느낌을 준다.
2. 1번 세팅을 유지한 채 팔꿈치를 몸통 옆에 붙여 고정한다.
3. 1, 2번 세팅을 유지하며 팔꿈치만 접었다 펴 준다.

1번. 바를 새끼손가락 아래쪽 뼈로 지지하고 키 커지는 느낌을 준다.

2번. 1번 세팅을 유지한 채 팔꿈치를 몸통 옆에 붙여 고정한다.

3번. 1, 2번 세팅을 유지하며 팔꿈치만 접었다 펴 준다.

두 번째 바벨 컬 빌드 업

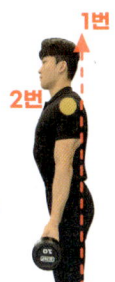
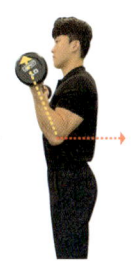

1. 바를 새끼손가락 아래쪽 뼈로 지지하고 키 커지는 느낌을 준다.
2. 1번 세팅을 유지한 채 어깨를 뒤로 모아 가슴을 펴 준다.
3. 1, 2번 세팅을 유지하며 바벨로 명치를 쓸어 올렸다 내린다. 이때 팔꿈치를 뒤로 밀어주며 올려 보자.

1번. 바를 새끼손가락 아래쪽 뼈로 지지하고 키 커지는 느낌을 준다.

2번. 1번 세팅을 유지한 채 어깨를 뒤로 모아 가슴을 펴 준다.

3번. 1, 2번 세팅을 유지하며 바벨로 명치를 쓸어 올렸다 내린다.

바벨을 잡는 법은 따로 있다

"쌤, 손목이 아파서 못 하겠어요."

"바벨을 잡고 하기 때문이야."

"네? 바벨 컬이라면서요."

"편하게 손바닥이 앞을 본 상태에서 주먹을 쥐고 팔꿈치를 접어 보면 쉽게 이해할 수 있을 거야."

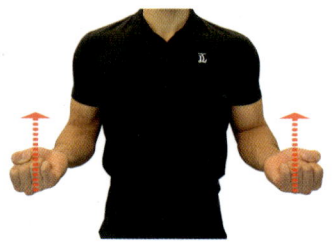
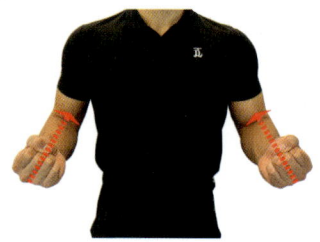

자연스럽게 팔꿈치를 접었을 때 주먹의 모양을 체크해 보자.

1번. 주먹이 완전히 천창을 향한다.

2번. 주먹이 비스듬히 놓인다(사선 방향).

팔꿈치를 접었을 때 주먹은 사선 방향으로 놓이게 된다.

하지만 바벨은 사선 형태로 생기지 않았기 때문에,

억지로 주먹과 손목을 바벨에 맞춰 바깥으로 회전하게 된다.

여기에 무게까지 더해진다면,

당연히 손목에는 부담이 가해질 수밖에 없다.

EZ-bar

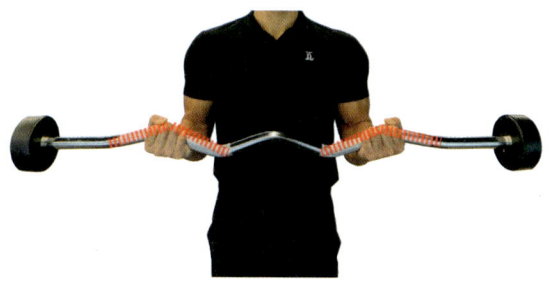

이걸 해결하고자 나온 바벨이 EZ-bar다.

그립의 구조가 편하게 잡을 수 있도록 만들어져 있어,
손목 부담 없이 바벨 컬을 할 수 있다.

"그럼 수평 바벨은 사용하면 안 되나요?"

바벨 컬 빌드 업을 보면,
새끼손가락 아래쪽 뼈로 바벨을 잡으라고 말했다.

이 말은 손목 부담이 없는
그립 너비를 설정하라는 것이다.

보통 어깨너비로 잡으라고 하지만,
잡아 보면 알 수 있듯이 손목에 많은 부담이 가게 된다.

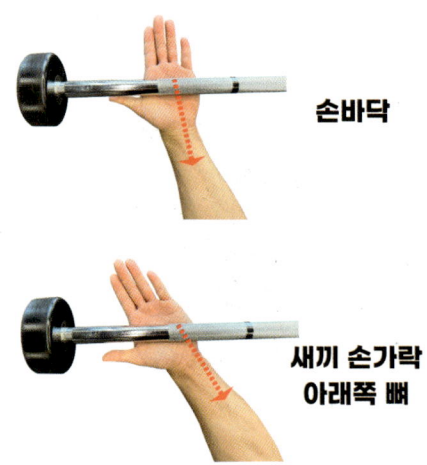

어깨너비보다 넓게 잡아서 새끼손가락 아래쪽 뼈로
잡을 수 있도록 그립을 설정해 보자.

천만 원짜리 수표를 지켜라

"쌤, 전완근이 지쳐서 못 하겠어요."
"바벨을 들어 올리는 것만 신경 쓰지?"
"그럼요! 밀어 올릴 순 없잖아요!"
"자, 지금부터 책을 읽으면서 손목을 몸 쪽으로 말아 봐."

전완근에 일차적으로 힘이 들어오게 된다.
이 상태로 팔꿈치를 접는다.
이차적으로 이두 근육을 사용하게 된다.

첫 번째로 전완근을 사용하고
이두 근육을 사용하니 자극은 당연히 분산된다.

바벨을 잡을 땐 편안하게 잡는 게 최고다.

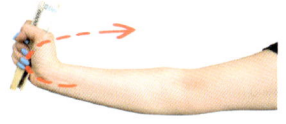 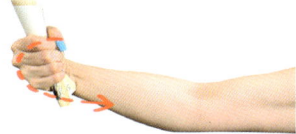 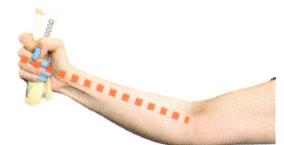

천만 원짜리 수표를 잡고 있는데,
누군가 내 손에서 수표를 뺏어 가려는 상상을 해 보자.

손목을 말아서 잡으면 잡는 힘 자체가 약해진다. = 천만 원 뺏김
반대로 손목을 꺾어서 잡아도 잡는 힘이 약해진다. = 천만 원 뺏김

절대 뺏기지 않기 위해 손에 강한 힘을 주려면,
손목을 만 상태도, 꺾은 상태도 아니다.

딱 이 상태로 바벨을 잡아 고정하면 된다.

정리 퀴즈

하영이는 이두 근육을 타깃 하고 싶어 팔꿈치를 몸통에 고정한 채 바벨 컬을 진행 중이다.

1. 틀렸다.
2. 정답이다.
3. 목적에 따라 다르다.

바벨 컬 시 손목이 불편할 때 해결 방법 두 가지를 고르시오.

1. 그립 너비를 변경한다.
2. 그립을 좁게 잡는다.
3. EZ-bar를 사용한다.
4. 의자에 앉아서 진행한다.
5. 무게를 높여서 행한다.

수한이가 바벨 컬을 하는데 전완근이 아파 못 하겠다고 한다. 가장 먼저 체크해 봐야 하는 것은?

1. 팔꿈치
2. 어깨
3. 손목
4. 그립 너비

정답
3/1, 3/3

케이블 푸쉬 다운

당장 책상을 아래로 눌러 보자

"쌤, 사람마다 푸쉬 다운 방법이 다 다르던데 어떤 게 정답인가요?"
"정답은 없어! 원리만 이해하면 너만의 방법을 찾을 수 있어."

결론부터 말하자면 케이블과 몸통 사이 거리를
최대한 가깝게 만드는 게 효율적이다.

일상에서 예시를 들 수 있다.

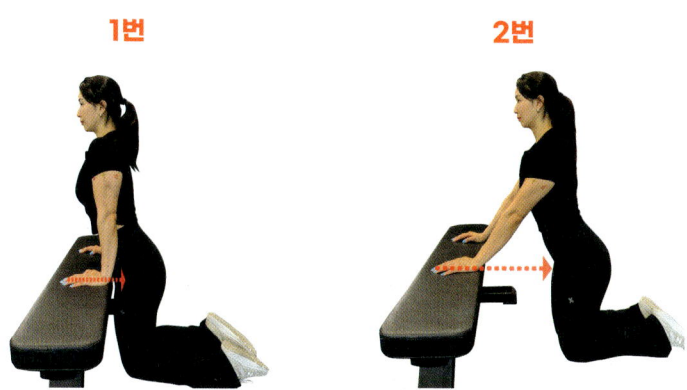

책상을 아래로 누른다고 생각해 보자.
1번. 책상과 몸통 사이 거리를 최대한 붙여서 아래로 누른다.
2번. 책상과 몸통 사이 거리가 멀어진 상태에서 아래로 누른다.

어떤 게 훨씬 힘이 잘 실릴까?

당연히 1번에 힘이 잘 실릴 수밖에 없다.

반대로 책상과 몸통 사이 거리가 멀어지면 힘을 쓰기 어려워진다.

이런 원리를 케이블 푸쉬 다운에 그대로 적용하면 된다.

힘을 효율적으로 사용하고 싶다면,

케이블과 몸통을 최대한 가깝게 위치하는 게 좋다.

반면에 케이블과 몸통 사이 거리가 멀어지면 어떻게 될까?

크게 두 가지 문제가 발생하게 된다.

첫 번째

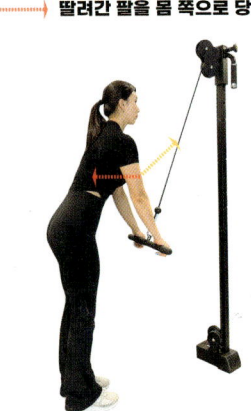

팔이 케이블로 딸려간다.
딸려간 팔을 몸 쪽으로 당긴다.

케이블 쪽으로 딸려 가는 팔꿈치를 몸 쪽으로 당기기 위해 광배근 개입이 늘어난다.

> 두 번째

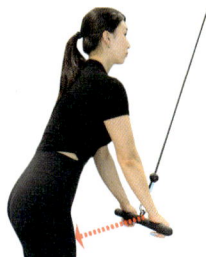
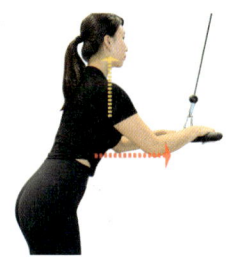

바를 수직으로 누르는 게 아닌, 사선으로 누르게 된다.
팔꿈치를 펴는 운동인데 몸에 걸려 펴지지 않게 되고,
당연히 자극은 떨어지게 된다.

이를 보상하기 위해 팔꿈치를 앞으로 뺀 상태로 운동을 진행하게 된다.
그럼 불안정한 팔꿈치를 통제하기 위해 어깨가 올라가면서 통증이 발생하게 된다.
(저중량으로 운동을 할 수밖에 없는 이유)

케이블 푸쉬 다운은 3단계만 기억하면 된다.

케이블 푸쉬 다운 3단계 빌드 업

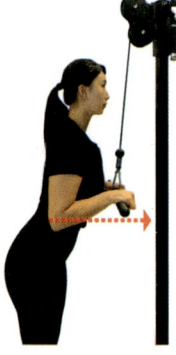
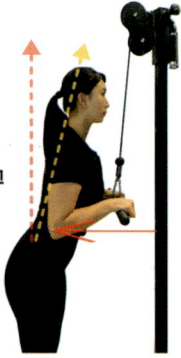
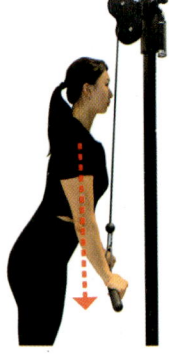

1단계. 새끼손가락 아래쪽 뼈에 바를 위치시키고 케이블과 가깝게 선다.

2단계. 1단계 세팅을 유지하며 팔꿈치를 몸통 쪽으로 당기고 상체를 10도 숙여 준다.

3단계. 1, 2단계 세팅을 유지하며 팔을 접었다가 편다.

삼두 근육 두 배 더 커지는 핵심

"쌤, 삼두 근육에 자극이 안 오면 뭐가 문제일까요?"
"상체 때문에 그럴 가능성이 높아."

그립을 잡는 방법은 앞서 충분히 다뤘기 때문에,
잘 숙지하고 있을 것이라 믿는다.

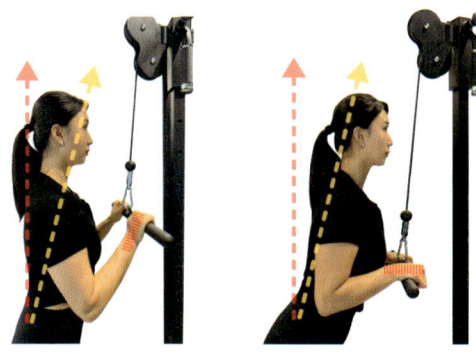

중요한 건 운동을 하는 동안 자세가 유지 되어야 하는데,
보통 팔꿈치를 접는 동작 시 상체가 펴지면서 손목이 꺾이게 된다.

문제는 그립을 꽉 잡지 않아서라기보다는
체중을 케이블 쪽으로 실어 주지 않았기 때문이다.

상체가 펴지지 않도록 중심을 앞으로 옮겨
진행하면 삼두 근육의 자극은 알아서 들어올 거다.

📌 정리 퀴즈

케이블 푸쉬 다운을 가장 잘하는 친구는?

1. 영숙 - 케이블과 몸통 사이 거리를 멀리 두고 진행
2. 수한 - 엄지손가락 아래쪽 뼈로 지지한 채 진행
3. 우혁 - 상체로 무게를 잘 눌러 놓고 진행

케이블 푸쉬 다운 시 그립 잡는 위치는?

1. 엄지손가락
2. 새끼손가락
3. 손바닥

케이블 푸쉬 다운 3단계 빌드 업 배열 중 틀린 설명을 한 친구는?

1. 영숙 - 새끼손가락 아래쪽 뼈에 바를 위치시키고 케이블과 가깝게 위치한다.
2. 수한 - 팔꿈치를 몸통 쪽으로 당기고 상체를 바르게 세워 준다.
3. 하영 - 팔꿈치를 몸통 쪽으로 당기고 상체를 10도 숙여 준다.

정답
3/2/2

라잉 트라이셉스 익스텐션

어깨를 내리고 만세를 해 보자

"쌤, 라트익만 하면 어깨가 찝히고 팔꿈치가 아파요."
"혹시 어깨를 내린 상태로 진행해?"
"네! 그래야 삼두 근육이 고립되는 거 아닌가요?"

어깨를 아래로 내리면
어깨와 팔꿈치는 아플 수밖에 없는 환경이 만들어진다.

맨몸으로 당장 따라 해 보자.

벤치에 누워 어깨를 아래로 내리고 만세를 한다.
어깨가 찝히는 느낌이 들어 완벽한 만세 형태를 이루지 못할 것이다.

그럼 바벨이 얼굴 앞에 놓인 상태로 동작이 진행되고,
날개뼈까지 이어진 삼두 근육의 장두를 제대로 사용할 수 없어 운동 효과를 정확히 볼 수 없다.

또한, 장두를 활용하려고
내린 날개뼈를 무시하고 팔을 뒤로 넘기면,

어깨 통증이 발생하게 된다.

(맨몸에서도 움직임이 나오지 않는데 무게를 더하는 것은 바보 같은 짓이다.)

해결 방법은 간단하다.

내린 어깨를 위로 올려서 진행하면 된다.

라잉 트라이셉스 익스텐션 3단계 빌드 업

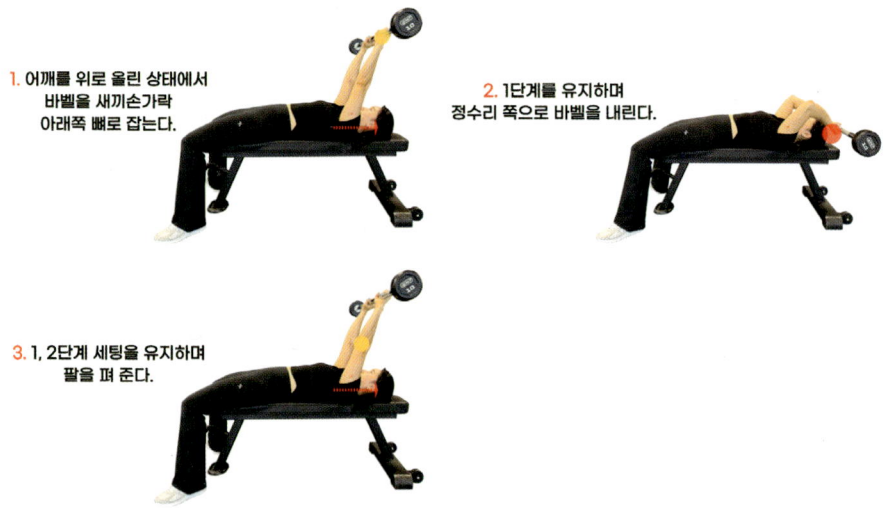

1단계. 어깨를 위로 올린 상태에서 바벨을 새끼손가락 아래쪽 뼈로 잡는다.

2단계. 1단계 세팅을 유지하며 정수리 쪽으로 바벨을 내린다.

3단계. 1, 2단계 세팅을 유지하며 팔을 펴 준다.

장두를 잘 쓸 수밖에 없는 환경

"쌤, 그립이 자꾸 미끄러져서 불편해요."
"혹시 손바닥 쪽으로 바벨을 잡았어?"
"잘 모르겠어요."
"무게가 가벼운 막대기를 잡고 누워서 따라 해 봐."

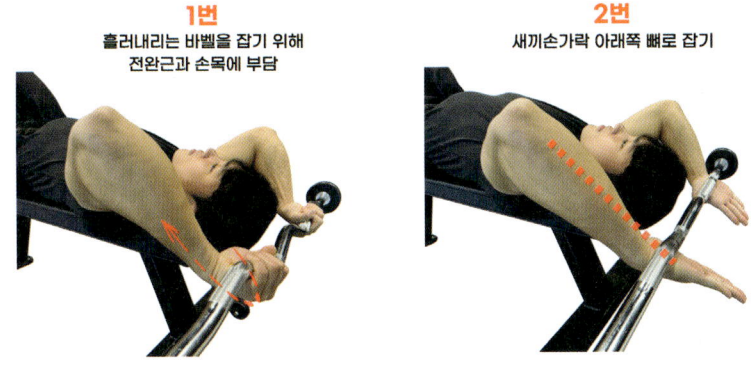

1번. 손바닥 쪽에 막대기를 올리고 팔꿈치를 접는다.
2번. 새끼손가락 아래쪽 뼈에 막대기를 올리고 팔꿈치를 접는다.

1번의 경우 흘러내리는 바벨을 잡기 위해,
전완근과 손목에 부담이 더해진다.

반면에 2번은 1번에 비해 훨씬 안정적으로 바벨 무게를 통제할 수 있다.

라트익은 3단계 빌드 업에서 1단계 세팅에 신경 써 보자.
그럼 삼두 근육의 장두를 무조건 쓸 수밖에 없는 환경이 만들어질 것이다.

정리 퀴즈

하영이는 라트익만 하면 어깨가 아프다고 한다. 가장 큰 문제는 무엇인가?

1. 어깨를 위로 올려서 진행했다.
2. 바벨을 새끼손가락 아래쪽 뼈로 잡았다.
3. 어깨를 아래로 고정한 채 진행했다.

라트익을 가장 올바르게 한 친구는?

1. 영숙 - 새끼손가락 아래쪽 뼈에 바를 올리고 진행한다.
2. 수한 - 손바닥 쪽에 바를 올리고 진행한다.
3. 우혁 - 날개뼈를 고정한 채 진행한다.

가장 이상적인 라트익 자세는 몇 번인가?

1. 얼굴 위에 바벨을 위치하고 진행한다.
2. 바벨을 내릴 때 손목이 말리는 게 정상이다.
3. 날개뼈를 위로 올리고 바벨을 새끼손가락 아래쪽 뼈로 잡는다.

정답
3/1/3

늠

랫 풀다운

무릎 패드 = 안전벨트

"쌤, 무릎 패드 어떻게 맞추나요?"
"좋은 질문이야! 네가 자동차 안전벨트를 맨다고 상상해 봐."
"안전벨트요?"
"응. 무릎 패드는 운동할 때 너를 고정해 주는 '안전벨트' 같은 역할을 해."
"그럼 무릎 패드를 꽉 조이면 되는 거네요?"
"아니지. 안전벨트를 너무 꽉 조이면 불편하고, 너무 느슨하면 효과가 없잖아?"
"그러면 적당히 맞춰야겠네요?"
"정확해! 자, 제대로 맞추는 방법을 알려 줄게."

무릎 패드를 맞추는 핵심 두 가지

한번 따라 해 보자.

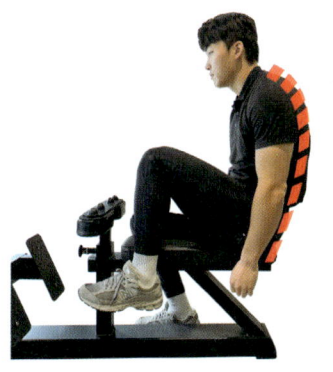 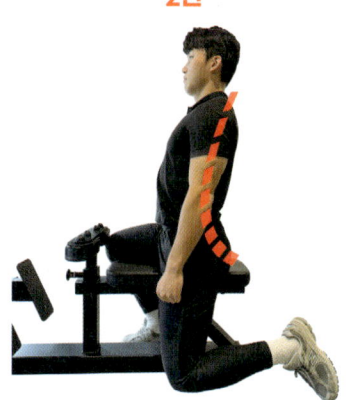

1번. 무릎을 위쪽으로 들어 본다.

2번. 무릎을 아래쪽으로 내려 본다.

"1번을 하면 어떻게 되지?"

"허리가 말려요."

"그럼 2번을 하면?"

"허리가 꺾여요."

"그렇지. 1번과 2번의 중간 지점으로 맞추면 돼."

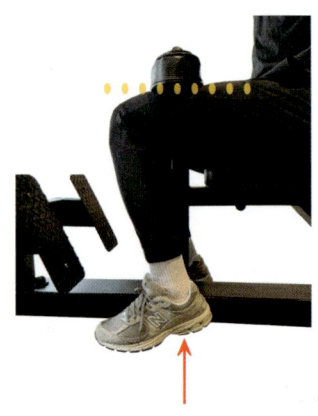

머신에 앉았을 때 허벅지가 무릎 패드에 살짝 스칠 정도가 적당하다. 그 상태로 뒤꿈치를 들어 패드를 밀어 주면 끝이다.

"무릎 패드가 그렇게 중요한가요?"
"당연하지! 랫 풀다운 할 때 손으로 바를 잡으면 몸이 딸려 갈 것 같은 느낌이 나지?"
"아! 맞아요! 당길 때 몸이 따라 올라가려고 해요!"
"맞아. 무릎 패드가 그걸 막아 주는 역할을 해."
(체중이나 지지력이 랫 풀다운 무게보다 작다면, **몸이 위로 따라 올라가려고 한다.**)

랫 풀다운 작용 반작용

작용: 바를 아래로 당기는 힘
반작용: 바가 나를 끌고 올라가는 힘 → 그래서 몸이 뜨려는 현상이 생김

즉, 무게를 아래로 잡아당길 때, 무게도 우리 몸을 끌고 올라가려는 힘으로 인해 몸이 들리려고 하는 것이다.

만약 당길 때 몸이 들린다면,
당기는 힘이 분산되고 등에 집중돼야 할 자극점은 줄어들게 된다.
이걸 해결해 줄 수 있는 게 바로 무릎 패드다.

바를 당길 때 몸이 위로 뜨려는 현상(작용-반작용!)
→ 무릎 패드가 막아 줌

"쌤, 랫 풀다운 너무 어렵던데요?"
"어려울 거 없어! 3단계만 기억하면 돼."

> 랫 풀다운 3단계 빌드 업

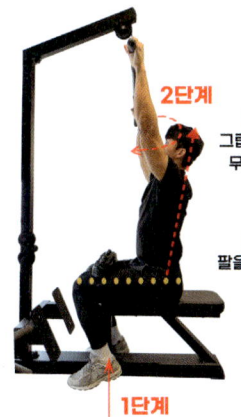

1. 어깨너비에서 약 5cm 그립을 넓게 잡고, 뒤꿈치를 들어 무릎 패드에 하지를 고정한다.

2. 키 커지는 느낌을 주고 팔을 바깥으로 회전한다(외회전).

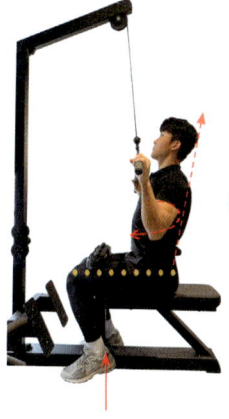

3. 1, 2단계를 유지한 후 바를 당기고, 팔을 펴면서 시작 자세로 돌아간다.

1단계. 어깨너비에서 약 5cm씩 그립을 넓게 잡고, 뒤꿈치를 들어 무릎 패드에 하지를 고정한다.

2단계. 키 커지는 느낌을 주고 팔을 바깥으로 회전한다(외회전).

3단계. 1, 2단계 세팅을 유지한 후 바를 당기고, 팔을 펴면서 시작 자세로 돌아간다.

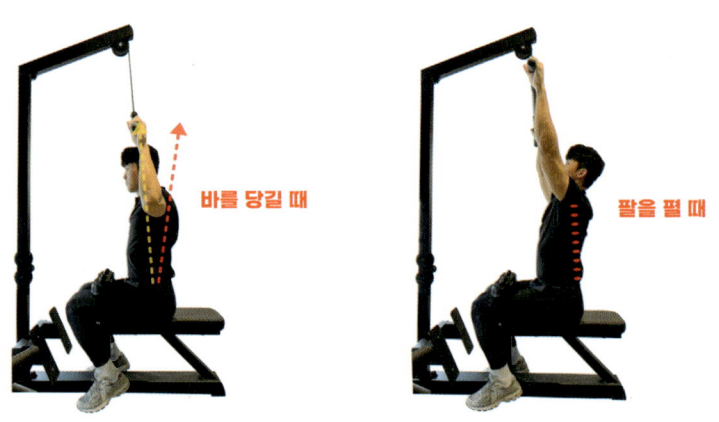

이때 상체의 앞뒤 이동은 자연스러운 현상이다.
바를 당길 때 상체가 뒤로 가지 않으면 머리가 찍히게 된다.

반대로 팔을 펼 때 상체가 앞으로 오지 않으면,
광배근은 최대로 늘어나지 않게 된다.

승모근에 힘이 들어가는 이유

"쌤, 랫 풀다운 할 때 자꾸 승모근에만 힘이 들어가요."
"99%로 2번 세팅이 무너졌을 거야."

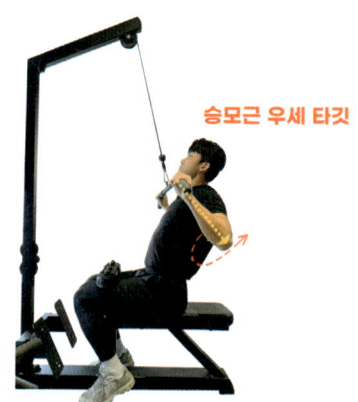
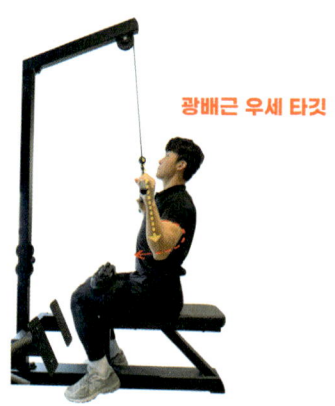

승모근이 개입되는 원인은 그립 때문이다.
- 오버그립을 잡으면 팔이 안으로 회전(내회전)한다.
- 그 상태로 당기면 팔이 벌어지고, 날개뼈가 모인다.
- 날개뼈를 모으는 근육인 승모근에 자극이 간다.

해결법은 팔을 바깥으로 회전(외회전)하면 된다.

"쌤, 저는 외회전이 잘 안돼요."
"그럼 한 가지를 체크해 봐."

등이 굽지 않도록 펴 주는 경추와 흉추의 신전근을 보자.
(등이 굽어 있으면 외회전이 어렵다.)

그럼 '가슴을 들면 되지 않나?'라고 생각할 수 있지만,
오히려 허리만 아프게 될 것이다.

가슴이 펴지는 느낌은 들 수 있지만,
대부분 허리를 꺾는 보상 작용으로 만들어진다.

그렇기 때문에 앞쪽에 있는 복부를 잘 잡아야,
경추와 흉추의 신전근을 잘 사용할 수 있다.

추천하는 보조 운동

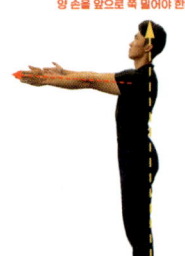

1. 양손을 앞으로 뻗은 상태로 키 커지는 느낌을 주고
양 손을 앞으로 쭉 밀어야 한다.

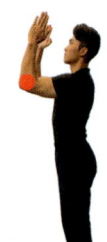

팔꿈치만 90도로 접어준다.

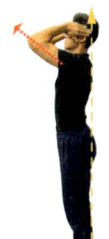 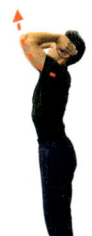

1번. 양손을 앞으로 쭉 뻗은 상태로 키 커지는 느낌을 주고 팔꿈치만 90도로 접어 준다.

2번. 1번을 유지하며 손을 머리 옆쪽으로/측면으로 가져옴과 동시에(머리는 따라가지 않고) 팔꿈치를 계속 앞으로 밀어 준다.

3번. 2번을 유지하며 시선과 함께 팔꿈치를 위로 올리고 내리기를 반복한다.

세상에 나와 버린 사기적인 그립

맥 그립 생김새

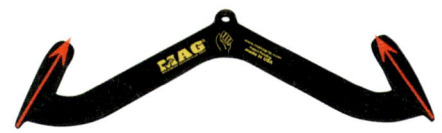

"쌤, 무릎, 팔 회전, 신전근 등 신경 쓸 게 너무 많아요!"
"그래서 나온 게 맥그립이야."

"아하! 그래서 맥그립만 쓰면 광배근에 자극이 잘 왔었군요!"

"맞아. 이유는 간단해. 맥그립으로 당기게 되면 굳이 외회전을 하지 않아도 팔이 몸통 쪽으로 붙기에 광배근 타깃에 효율적이야."

"그럼 맥그립만 쓰면 되겠네요?"

"좋은 선택이긴 한데, 원리를 아는 게 더 중요해. 원리를 알면 풀다운 종류는 다 잘할 수밖에 없어."

📌 정리 퀴즈

그립을 당기는데 몸이 뜬다. 해결 방법은?

1. 팔을 바깥으로 돌린다.
2. 뒤꿈치를 들어 무릎 패드를 활용한다.
3. 맥그립을 사용한다.

오버그립으로 광배근을 타깃 하려면 팔에서 어떠한 회전이 필요한가?

외회전 / 내회전

맥그립을 쓰면 광배근 자극이 잘 오는 이유는?

1. 복압이 잘 잡힌다.
2. 팔이 외회전 되어 있다.
3. 팔이 내회전 되어 있다.

정답
2/외회전/2

암 풀다운

"쌤, 암 풀다운 꼭 해야 해요? 자극도 안 오고 무게도 많이 못 다루잖아요."
"하나의 관절을 사용하는 단관절 운동으로 고중량을 다루는 건 힘들어. 하지만 단관절 운동인 만큼 하나의 근육을 타깃 하기에는 효율적이야."
"타깃 하는 데 효율적이라면서 왜 저는 자극이 안 올까요?"
"이 4단계 빌드 업이 안 될 경우 자극이 안 올 수 있어."

암 풀다운 4단계 빌드 업

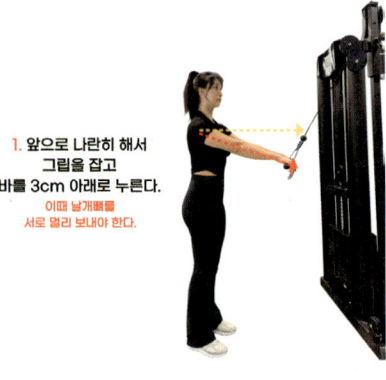

1. 앞으로 나란히 해서 그립을 잡고 바를 3cm 아래로 누른다.
   이때 날개뼈를 서로 멀리 보내야 한다.

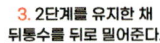

2. 1단계를 유지하며 두 걸음 뒤로 나오고 엉덩이를 뒤로 뺀다.

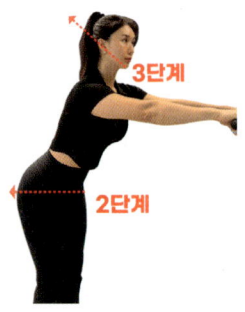

3. 2단계를 유지한 채 뒤통수를 뒤로 밀어준다.

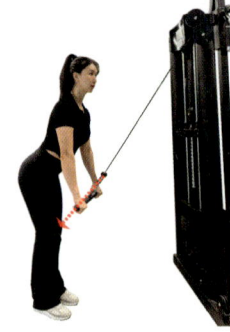

4. 3단계를 고정하고 동작을 반복한다.

1단계. 앞으로나란히 해서 그립을 잡고 바를 3cm 아래로 누른다.
  (이때 날개뼈를 서로 멀리 보내야 한다.)
2단계. 1단계를 유지하며 두 걸음 뒤로 나오고 엉덩이를 뒤로 뺀다.
3단계. 2단계 세팅을 유지한 채 뒤통수를 뒤로 밀어 준다.
  (뒤통수를 뒤로 밀어 준다. = 싫어하는 사람이 나를 향해 뽀뽀하러 다가온다고 생각해라.)
4단계. 3단계 세팅을 고정하고 동작을 진행한다.

"쌤, 팔은 다 펴는 게 좋나요?"
"팔꿈치에 부담이 될 수 있으니 5~10% 정도 구부리는 게 좋아."

팔을 쭉 편 상태 = 100%
5~10% 구부린 상태

중요한 것은 동작을 진행할 때,
팔이 펴지거나 과하게 구부러지지 않도록
고정된 상태로 움직여야 한다.

"이 4단계만 지키면 광배근에 자극이 들어온다는 거죠?"
"맞아! 근데 운동 퀄리티를 세 배 높이고 싶다면 아래 두 가지를 더 체크해 봐."

광배근 자극 세 배 높이는 두 가지 방법

> 1. 손목

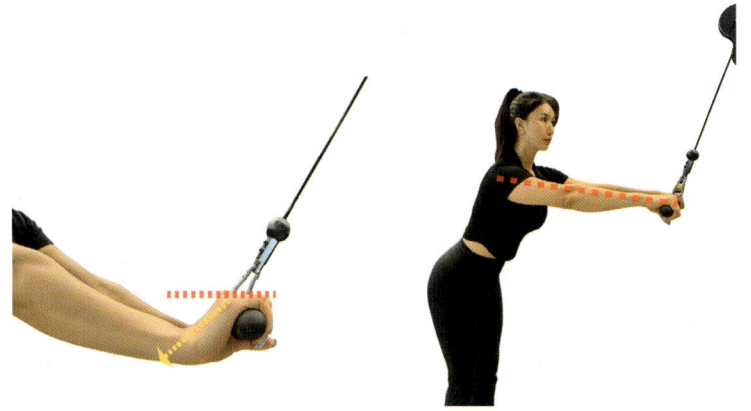

암 풀다운은 손에 있는 저항을 몸 쪽으로 가져오는 동작이다.

만약 손목이 꺾여 있다면 힘의 전달이 잘될까?

손목이 불안정하니 힘의 전달이 제대로 일어나지 않을 거다.
그럼 광배근 자극은 다른 곳으로 분산된다.

손목이 팔꿈치와 수평을 이루도록 만들어,
힘의 전달이 끊기지 않도록 해 줘야 한다('천만 원짜리 수표를 지켜라'
참고).

2. 가동 범위

4단계 세팅이 유지되는 범위.

즉, 컨트롤할 수 있는 범위 안에서
동작을 진행하면 된다.

남들이 팔을 더 높게 올린다고 해서 무작정 따라 하지 말고
내 상황에 맞게 잘 조절하자.

4단계 빌드 업 중 한 개라도 무너진다면,
또다시 자극은 분산된다.

추천하는 가동 범위 설정 방법

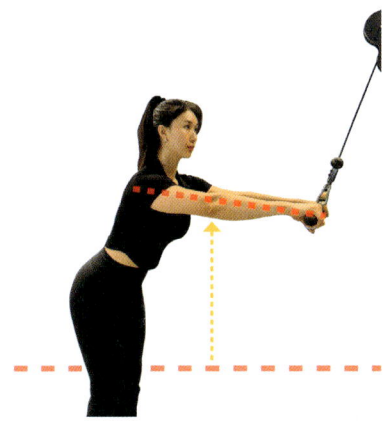

팔을 올리는 범위
= **어깨와 손 직선 or 바닥과 평행**
가동 범위는 점진적으로 늘려 나가면 되니까 걱정할 필요 없다.

삼두 근육이 아픈 게 정상이라고?

반은 맞고 반은 틀린 말이다.

삼두 근육 중 장두라는 근육 때문에 자극이 올 수 있다.
(장두와 광배근은 팔을 몸 뒤쪽으로 보내는 역할을 한다.)

하지만 주 타깃 부위가 광배근으로
삼두 근육의 자극이 우세하다면 틀린 것이다.

> 삼두 근육의 개입을 줄일 수 있는 tip

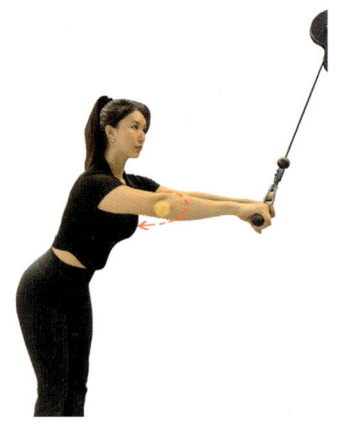

첫 번째. 팔꿈치가 바닥 쪽이 아닌 옆쪽을 향하도록 하기
두 번째. 추천하는 가동 범위 지키기
(추천하는 가동 범위 참고)

정리 퀴즈

암 풀다운 설명 중 올바른 것은?

1. 광배근 고립 운동이다.
2. 무게를 많이 다루기 좋다.
3. 다관절 운동이다.

암 풀다운 4단계 빌드 업 순서를 알맞게 배열하시오.

a. 앞으로나란히 자세로 그립을 잡고 바를 3cm 아래로 누른다.
b. 팔을 몸쪽으로 당기며 동작을 반복한다.
c. 두 걸음 뒤로 나오고 엉덩이를 뒤로 뺀다.
d. 뒤통수를 뒤로 밀어 준다.

삼두 근육의 개입을 줄일 수 있는 두 가지 팁은?

a. 팔꿈치가 바닥을 보도록 한다.
b. 팔을 귀 옆까지 올린다.
c. 팔꿈치가 옆쪽을 향하도록 한다.
d. 가동 범위를 줄인다.

정답
1/a c d b/c d

로우

그립에 따른 타깃 부위

"쌤, 저는 로우를 하면 광배근 자극보다 항상 승모근에만 자극이 와요."
"혹시 손등이 위를 향하는 그립으로 진행했어?"
"네! 대부분 그렇게 하던데요?"
"비효율적이야. 목적에 따라 그립은 달라져야 해."

오버그립

오버그립으로 잡고 팔꿈치를 접어 보자.
(손등이 위를 향하는 그립 = 오버그립)

팔이 자연스럽게 벌어지면서
몸통과 팔 사이 간격이 멀어지게 된다.

자연스럽게 날개뼈가 서로 모이면서
승모근들이 수축하게 된다.

"그럼 팔을 몸통 쪽으로 붙이면 되잖아요?"
"그럼 운동이 끝나고 손목이 불편했을걸?"
"오, 맞아요. 설마 이유가 그립 때문이었어요?"

오버그립에서 손목을 억지로 비틀어 팔을 몸통 쪽에 붙이면,
광배근에 자극이 들어온다.
하지만 손목 불편감까지 1+1으로 같이 들어온다.

처음부터 팔이 자연스럽게 몸통 쪽에 붙는 그립을 사용하면 효과적이지 않을까?

뉴트럴 그립

손바닥이 마주 보는 그립 = 뉴트럴그립
손바닥이 위를 보는 그립 = 언더그립

막대기를 언더그립으로 잡고 몸통 쪽으로 당겨 보자.

억지로 손목을 비틀지 않아도
자연스럽게 팔이 몸통 옆에 붙을 거다.

광배근 기능 중 두 가지(내전, 신전)를
효율적으로 사용할 수 있는 것이다.

"그러면 승모근을 타깃 하려면 오버그립이 좋겠네요?"
"정확해! 그럼 여기서 퀴즈를 내 볼게."

광배근 타깃 = 오버그립

(O, X)

승모근 타깃 = 언더그립

(O, X)

꼭 그립에 대한 차이점을 알고
다음 스텝으로 넘어가야 한다.

정답
X/X

롱 풀 광배근 타깃 4단계 빌드 업

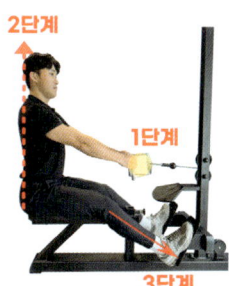
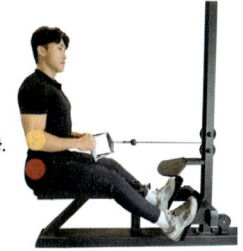

1단계. 손바닥이 마주 보는 그립(뉴트럴그립)으로 잡고 발판에 발을 지지한다.

2단계. 꼬리뼈부터 정수리까지 키 커지는 느낌을 만든다.

3단계. 2단계를 유지하면서 발로 발판을 밀어 준다.

4단계. 3단계를 유지한 채 팔꿈치로 골반을 터치한다 생각하며 당긴다.

"쌤, 광배근 자극이 안 와요."
"혹시 팔을 많이 당기려고만 했어?"
"네! 그래야 등 쥐어짜는 느낌이 오잖아요."
"아니야, 광배근은 가동 범위가 정말 중요해."

맨몸으로 따라 해 보자.

1번. 차렷 상태에서 어깨를 내리고 팔을 몸통 쪽에 강하게 붙이면서 뒤로 넘긴다.

2번. 겨드랑이 아래쪽에 힘이 들어올 것이다.

3번. 2번을 유지한 채 더 뒤로 넘겨 본다.

4번. 어깨가 들리면서 승모근이 수축하게 된다.

물론 사람마다 가동 범위는 다르지만,
보통 팔이 몸통 옆까지만 오는 게 이상적이다.

"그럼 팔만 아팠던 것도 동일한 이유인가요?"
"비슷한 현상이야. 무조건 많이 당긴다고 좋은 게 아니야."

단순히 팔을 접는 것에만 신경 쓰지 말고,
어깨를 내린 상태로 팔꿈치를 뒤로 넘겨준다 생각해 보자.
(팔꿈치로 골반을 터치한다 생각하며 당긴다.)

롱 풀 승모근 타깃 4단계 빌드 업

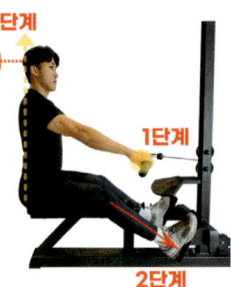
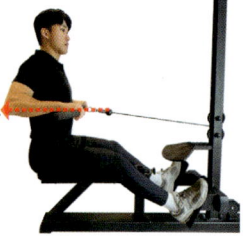

1단계. 손등이 위를 향하게 그립(오버그립)을 잡고 발판에 발을 지지한다.

2단계. 키 커지는 느낌을 주고 발로 발판을 민다.

3단계. 2단계를 유지한 채 뒤통수를 뒤로 밀어 준다.

4단계. 3단계를 유지한 채 팔을 몸통 쪽으로 당겨 준다.

"햄스트링이 당기는 게 정상인가요?"

사람마다 당김의 정도는 다르지만,
일반적으로는 잘 수행되고 있다고 볼 수 있다.

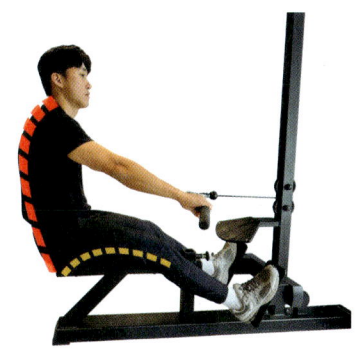

허벅지 뒤쪽 텐션이 잡히지 않으면,
골반이 뒤로 말리게 되고, 중립 포지션이 깨지게 된다.

"가끔씩 허리가 아팠는데 원인이 이거였군요!"
"크게 두 가지의 원인이 있지만 결과적으로는 같은 문제야!"

1번. 골반이 뒤로 말려 있는 경우
2번. 과하게 당기는 경우

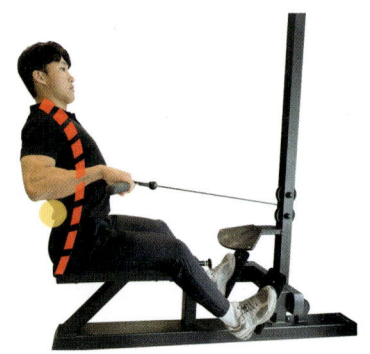

과하게 당기려고만 하면 가슴이 앞으로 밀리면서
보상 작용으로 허리를 사용하게 된다.

두 가지 원인 모두 결국엔 중립이 깨진 상태다.
이걸 가장 쉽게 해결할 수 있는 방법이 있다.

4단계 빌드 업 중 1, 2, 3단계만 잘 유지해 보자.
등 자극은 알아서 들어올 것이다.

첫 챕터에서 말했듯이,
겉모습은 어디서든 배울 수 있다.
그리고 누구나 따라 할 수 있다.

중요한 건 겉모습을 하기 전에,
단계와 자극점을 알고 운동을 진행하느냐 못 하느냐의 차이다!

당기는 데 포커스를 두지 말고,
빌드 업 단계들을 유지하는 데 집중하자!

정리 퀴즈

시티드 로우 광배근 타깃 4단계 빌드 업 순서를 알맞게 배열하시오.

a. 꼬리뼈부터 정수리까지 키 커지는 느낌 만들기

b. 팔꿈치로 골반 터치한다 생각하며 당기기

c. 손바닥이 마주 보는 그립으로 잡고 발판에 발 지지하기

d. 발로 발판을 밀어 주기

허리가 아프다면 가장 먼저 체크해 봐야 할 사항은? (2가지)

1. 가동 범위

2. 그립 종류(오버/언더/뉴트럴)

3. 허벅지 뒤쪽

4. 그립 너비(좁게/넓게)

승모근을 타깃 하려고 한다. 올바른 것을 고르시오.

1. 그립 종류는 언더 그립이 좋다

2. 팔을 몸통 쪽으로 붙이면서 당긴다.

3. 팔을 펼 때 몸통이 딸려 가야 한다.

4. 손과 뒤통수를 멀리 보내 중립을 유지한다.

정답
C a d b / 1, 3/4

롱 풀 = 바벨 로우

"쌤, 바벨 로우랑 롱 풀이 같은 운동이라고요?"
"맞아! 포지션만 바뀌었을 뿐 원리는 동일해!"

롱 풀 자세를 시계 방향으로 돌려 보자.

롱 풀을 돌려 보면?

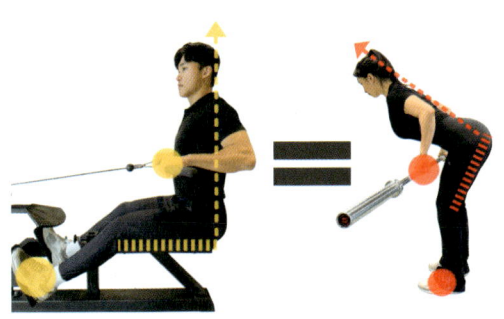

"오! 그럼 운동 방법도 롱 풀이랑 동일한가요?"
"원리는 비슷한데 빌드 업 순서가 달라."

바벨 로우 4단계 빌드 업

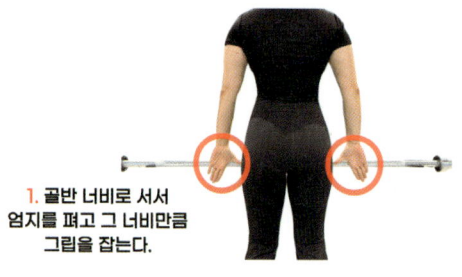

1. 골반 너비로 서서 엄지를 펴고 그 너비만큼 그립을 잡는다.

2. 주먹을 아래로 누르면서 키 커지는 느낌을 준다.

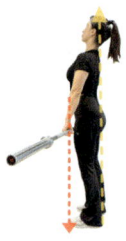

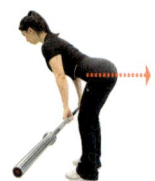

3. 2단계를 유지하며 엉덩이를 3시 방향으로 뺀다.

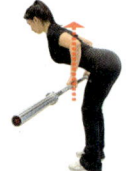

4. 3단계를 유지하며 팔꿈치를 접어준다.

1단계. 골반 너비로 서서 엄지를 펴고 그 너비만큼 그립을 잡는다.

2단계. 주먹을 아래로 누르면서 키 커지는 느낌을 준다.

3단계. 2단계 세팅을 유지하며 엉덩이를 3시 방향으로 뺀다.

4단계. 3단계 세팅을 유지하며 팔꿈치를 접어 준다.

왜 승모근에 자극이 우세할까?

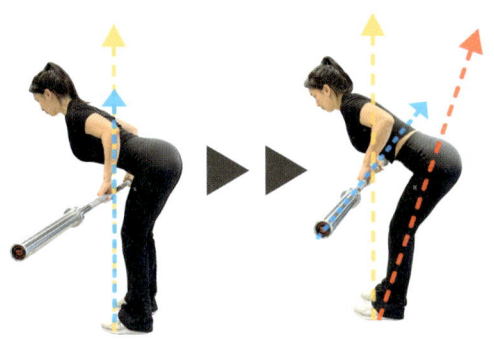

"저는 등보다 팔이랑 승모근이 더 뻐근해요."
"무게 중심이 뒤꿈치에 쏠려 있을 가능성이 높아. 중심이 뒤로 이동하면 상체가 과도하게 세워지게 되고 바벨을 사선 방향으로 당기게 돼. 그러면 저항은 광배근보다 상부 승모근 쪽으로 전달될 수 있어."(모든 물체는 수직으로 저항한다.)

바벨을 수직으로 당기기 위해선,
앞꿈치 쪽으로 중심을 옮긴 상태에서 엉덩이를 3시 방향으로 빼야 한다.

발바닥에 강한 힘이 들어올 거고,
자연스럽게 바벨을 수직으로 당길 수 있을 것이다.

"허벅지 뒤쪽이 당기는 느낌이 드는데, 이거 맞아요?"
"맞아! 롱 풀에서 다뤘듯이 허벅지 뒤쪽 텐션을 유지해야 중립 상태에서 동작을 진행할 수 있어."

절대 하면 안 되는 한 가지

무릎 반동 사용이다.

무릎을 과하게 튕기는 반동은
빌드 업 세팅을 완전히 무너뜨린다.

더 자세하게 말하면,
무릎을 접었다 펴는 과정에서 햄스트링의 텐션이 풀리고 발바닥의 중심이 흐트러지면서,
중립 포지션이 무너진다.

이로 인해 바벨의 무게는 허리로 전달되며,
통증을 일으키는 원인으로 작용된다.

이것이 바벨 로우만 하면 허리가 아팠던 이유 중 하나이다.

과한 무릎 반동을 쓸 정도로 컨트롤이 안 되는 무게라면,
아예 하지 않는 게 현명하다.

프리 웨이트보단 머신

"바벨 로우도 그립에 따라 타깃 부위가 바뀌나요?"
"맞아! 목적에 따라 다르게 진행해야 해. 하지만 이 책에서는 등 전체를 사용하는 방법만 다뤘어."

이유는 아래에서 자세히 설명하겠다.

벤트 오버 자세(허리를 숙이는 자세)는 중력이라는 외력에 의해 허리에 부담이 가는 자세로 안정적인 세팅이 필수다.

궤적이 정해져 있는 머신과 같이 안정적인 환경과 비교해 보면, 벤트 오버 자세가 얼마나 많은 변수에 노출되어 있는지 알 수 있다.

그렇다고 바벨 로우 운동이 틀리거나 안 좋은 운동이라고 말하는 것이 아니다

근육의 협응 면에서는 좋을 수 있어도
한 근육만을 타깃 하는 목적으로 진행하기에는 아쉬움이 있어,
운동 목적에 따라 선택해서 진행하는 게 현명한 접근 방법이다.

📌 정리 퀴즈

바벨 로우의 움직임 방향은?

(사선/수직)

바벨 로우 4단계 빌드 업 순서를 알맞게 배열하시오.

a. 골반 너비로 서서 엄지를 펴고 그 너비만큼 그립을 잡는다.

b. 팔꿈치를 접어 준다.

c. 주먹을 아래로 누르면서 키 커지는 느낌을 준다.

d. 엉덩이를 3시 방향으로 뺀다.

하영이가 바벨 로우를 진행 중이다. 잘못하고 있는 것을 고르시오.

1. 바벨을 수직으로 당기고 있다.

2. 무릎을 과하게 튕기면서 진행한다.

3. 햄스트링 텐션이 잘 걸려 있다.

4. 무게 중심이 뒤쪽이 아닌 앞쪽에 있다.

정답
수직/a c d b/2

스트랩

스트랩을 쓰면 안 되는 사람

"쌤, 스트랩을 끼우면 뭐가 좋아요?"
"등 운동 시 손의 악력이 먼저 풀리는 상황이 많은데, 이걸 보완해 주는 장비야."
"아! 그럼 무조건 쓰는 게 좋겠네요?"
"음… 내 생각은 두 가지로 나뉘어."

등 자극은 못 느끼고 팔만 뻐근해서,
착용하는 거라면 의미가 없다.

애초에 본질 자체(등 근육 인지)를 발전시키지 않았으니,
스트랩을 껴도 등 자극은 느끼지 못할 거다.

반면에 자극은 잘 느끼지만 손의 힘이 부족하여
수행 능력이 잘 나오지 않는 상황이라면 사용하는 걸 추천한다.

스트랩에 감성 따위는 없다

줄 VS 퀵 그립

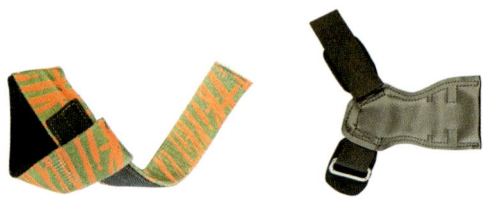

결론부터 말하자면 나는 퀵그립을 권유한다.
이유는 간단하다. 사용하기 편하니까.

초보자에게는 줄 스트랩을 착용하는 과정이
다소 낯설고 어려울 수 있다.

내가 본 바로는, 한두 번 사용한 뒤엔 결국
줄 스트랩을 모셔 놓는 경우가 대부분이었다.
(500명 이상 회원님들의 데이터)

반면 퀵그립은,
대부분의 초보자들이 단 한 번의 설명으로 손쉽게 사용할 수 있었으며,
개인 운동 시에도 특별한 문제를 호소하지 않았다.

그 말은 즉,
누구나 쉽게 사용할 수 있단 뜻이다.

"줄과 퀵그립의 효과가 다른가요?"
"아니! 어차피 악력을 보조해 주는 기능은 같으니까, 복잡하게 생각하지 말고 편한 걸 선택해!"

스트랩을 껴도 전완근이 아픈 이유

"쌤, 스트랩을 껴도 전완근이 아픈데요?"
"혹시 꽉 감으려고만 했어?"
"네, 그렇게 해야 그립이 풀리지 않잖아요."
"지금 당장 이해시켜 줄게."

책을 읽으면서 따라 해 보자.

주먹을 쥐고 손목을 몸통 쪽으로 말아 본다.
전완근에 수축이 일어날 거다.
그 상태로 등 운동을 하면 어떻게 될까?

일차적으로 전완근 수축이 이뤄졌기 때문에,
타깃 하려는 등 근육의 자극은 (보단) 전완근에 먼저 유입이 된다.

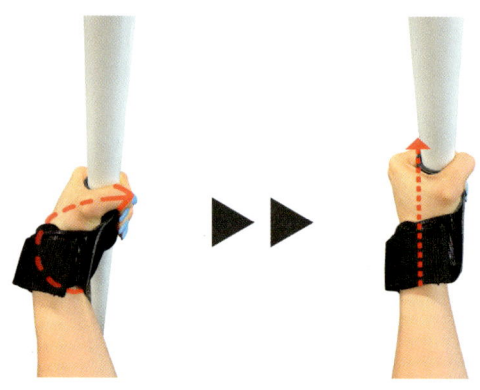

비슷한 원리로 스트랩을 꽉 감으려고만 하면 손목이 말린 상태가 될 것이다.

그 상태로 등 운동을 하니 전완근만 뻐근했던 거다.
그러면 스트랩 사용 방법이 따로 있는가?

쉽게 말하면 덜 감으면 된다.
손목이 말리기 전까지 말이다.

즉, 손목이 중립 상태를 유지할 수 있는 정도까지만
스트랩을 감아 사용하는 것이 좋다.

전완근 개입은 줄고 등에 집중할 수 있을 것이다.

정리 퀴즈

수한이가 스트랩을 사용해도 전완근이 뻐근한 원인은?

1. 오버그립을 사용했기 때문이다.
2. 손목이 말려 있기 때문이다.
3. 줄 스트랩을 사용했기 때문이다.
4. 손목이 중립 상태이기 때문이다.

줄 VS 퀵그립 스트랩 각각의 효과가 다른가?

(O, X)

스트랩은 어떤 용도로 사용되는가?

1. 멋을 위함
2. 손의 힘을 보조하기 위함
3. 전완근 운동을 위함
4. 통증 완화를 위함

정답
2/X/2

등 운동 꿀팁

이거 하고 등 자극을 모르는 사람은 없었다

"쌤, 광배근 자극을 도저히 모르겠어요."
"그럴 땐 꼭 한 번 시도해 볼 만한 치트 키 운동이 있어. 케이블과 D그립만 있으면 돼."

> D그립 풀다운 4단계 빌드 업

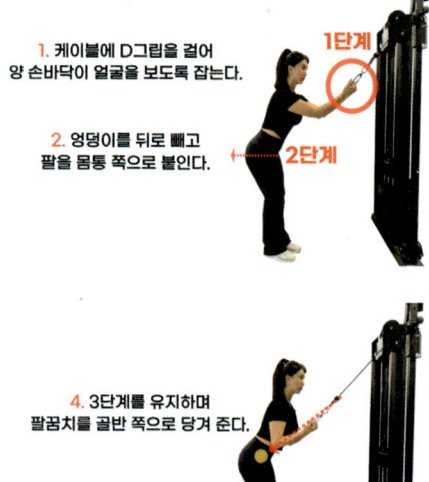
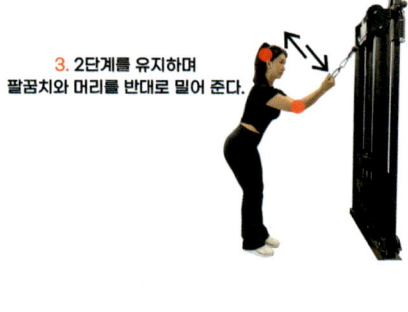

1. 케이블에 D그립을 걸어 양 손바닥이 얼굴을 보도록 잡는다.
2. 엉덩이를 뒤로 빼고 팔을 몸통 쪽으로 붙인다.
3. 2단계를 유지하며 팔꿈치와 머리를 반대로 밀어 준다.
4. 3단계를 유지하며 팔꿈치를 골반 쪽으로 당겨 준다.

1단계. 케이블에 D그립을 걸어 양 손바닥이 얼굴을 보도록 잡는다.
2단계. 엉덩이를 뒤로 빼고 팔을 몸통 쪽으로 붙인다.
3단계. 2단계 세팅을 유지하며 팔꿈치와 머리를 반대로 밀어 준다.
4단계. 3단계 세팅을 유지하며 팔꿈치를 골반 쪽으로 당겨 준다.

"저는 이두 근육의 자극이 우세해요."
"아마 승모근에도 자극 올걸?"
"어떻게 아셨어요?!"

4단계 빌드 업 중,
3단계 세팅이 풀린 상태로 4단계 세팅으로 넘어갔을 거다.
(2단계를 유지하며 팔꿈치와 머리를 반대로 밀어 준다.)

3단계 세팅에서 '싫어하는 사람이 내 얼굴을 향해 뽀뽀하러 다가온다'고 생각해 보자.

그럼 등 뒤쪽에 빳빳하게 힘이 들어올 것이다.
그 상태를 유지하면서 동작을 진행하길 바란다.

풀업 0개에서 20개로 만들어 준 루틴 공개

"쌤, 풀업 1개 하는 게 소원입니다."

"그 소원 딱 6개월 만에 이뤄 줄게."

"그게 가능해요?"

"실제로 직접 해 보면서 가장 효과 좋았던 루틴이야."

루틴보다 더 중요한 풀업 3단계 빌드 업

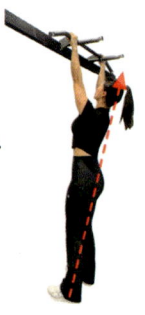

1. 키 커지는 느낌으로 만세를 하고 그대로 그립을 잡는다.

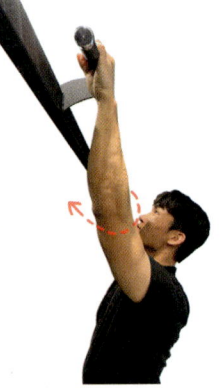

2. 1단계를 유지하며 팔을 바깥으로 회전한다.

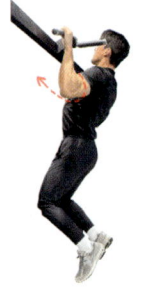

3. 2단계를 유지하며 팔꿈치를 접어준다.

1단계. 키 커지는 느낌으로 만세를 하고 그대로 그립을 잡는다.

2단계. 1단계를 유지하며 팔을 바깥으로 회전한다(외회전).

3단계. 2단계를 유지하며 팔꿈치를 접어 준다.

정확한 풀업을 하기 위한 필수 단계들이다.

이 빌드 업이 지켜지지 않는다면 아무리 풀업을 해도

등이 크게 발전하지 않을 거다.

(물론 힘 자체는 강해지겠지만….)

풀업 20개를 위한 3가지 단계

1단계

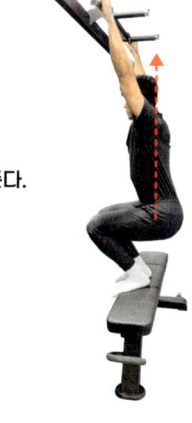 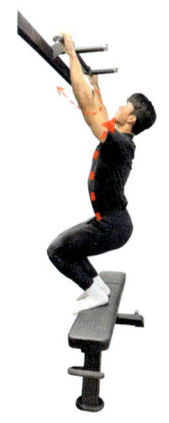

1. 바를 잡고 그대로 앉아 준다.
2. 팔을 바깥으로 회전하며 쇄골을 천장으로 들어 준다.

1번. 바를 잡고 그대로 앉아 준다.

2번. 팔을 바깥으로 회전하며 쇄골을 천장으로 들어 준다.

2단계

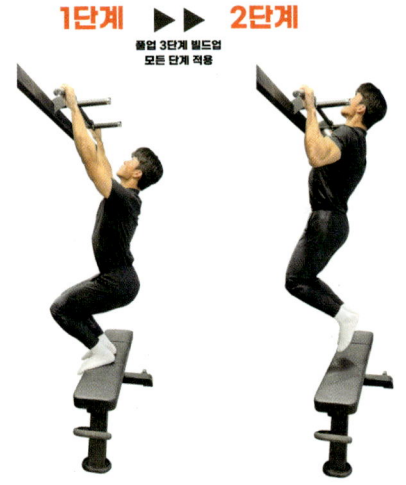

1번. 1단계 자세를 유지하며 점프를 통해 위로 올라간다.
2번. 1번 세팅을 최대한 천천히 버티며 내려온다.

1초라도 상관없으니 최대한 버텨 본다.
1단계에서 12~15개 3초씩 버티는 게 가능하면 마지막 3단계로 가 보자.

3단계

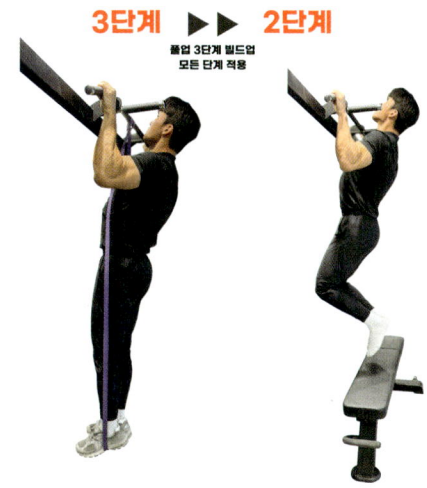

1번. 양 발에 밴드를 걸고 1단계 자세를 만든다.
2번. 풀업을 최대 개수로 진행한다.
3번. 2번이 끝나면 밴드만 빼고 2단계 루틴을 반복한다.

실제로 내가 20개를 도달하기까지 큰 효과를 본 루틴이다.

가장 중요한 건 꾸준하게 하는 거다.
일주일, 한 달 하고 안 된다고 포기하지 마라.

풀업이 그렇게 쉬운 운동이었다면,
네가 지금처럼 간절했을까?

누구나 할 수 있는 건데 말이다.

하체

스플릿 스쿼트

엉덩이 자극, 찾을 수밖에 없는 3단계

"쌤, 엉덩이 운동을 해도 자극이 안 와요."

"앞 허벅지만 커지는 느낌이 나지?"

"맞아요, 그래서 아웃 타이 같은 동작만 골라서 해요…."

"엉덩이 자극을 찾을 수밖에 없는 3단계를 알려 줄게."

1단계, 엉덩이 자극 찾기

1. 이마에 손을 두고 엎드려서 한쪽 무릎을 90도로 접는다.

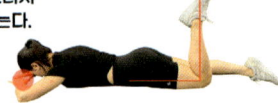

2. 접은 무릎을 바깥으로 벌리고 발바닥을 몸 쪽으로 돌린다.

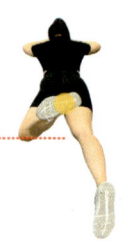

3. 무릎을 바닥에서 1cm 정도만 들어주고 버틴다.

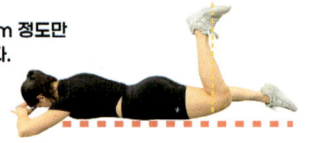

1단계는 엉덩이 자극 인지만 하는 거다.

1번. 세배하듯이 엎드려서 한쪽 무릎을 90도로 접는다.

2번. 접은 무릎을 바깥으로 벌리고 발바닥은 몸 쪽으로 돌린다.

3번. 무릎을 바닥에서 1cm 정도 들고 버틴다.

"쌤, 1단계부터 자극이 애매한데요?"

"그렇다면 이 두 가지를 꼭 체크해 봐."

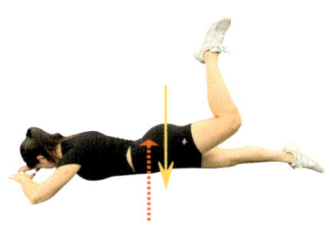

첫 번째는 골반이 바닥에서 떨어지는 경우다.

떨어진 골반을 바닥으로 눌러 주면 확실하게 엉덩이 자극이 들어올 거다.

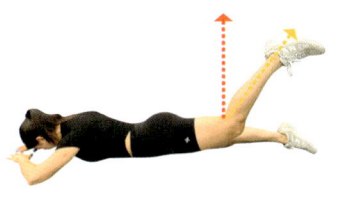

두 번째는 무릎이 펴지는 경우다.

무릎이 90도에서 벗어나면 허벅지 뒤쪽에 힘이 들어올 거다.

90도를 유지하면서 동작을 진행해 보자.
이 두 가지만 지킨다면 엉덩이 자극을
확실하게 느낄 수 있다.

양쪽 엉덩이에 힘이 들어가는 느낌을
인지했다면 2단계로 넘어갈 차례다.

2단계, 엉덩이 운동 실전 적용

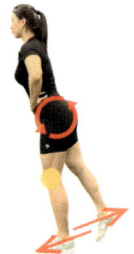

1. 다리를 교차로 벌려 서고, 오리 궁둥이를 만든 채 무릎을 살짝 톡! 접어 준다

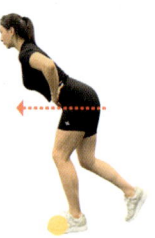

2. 1번 세팅을 유지하며 앞쪽발에 체중을 완전히 실어 준다.

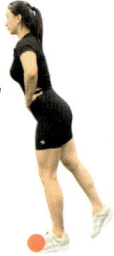

3. 2번 세팅을 10초 동안 유지했다, 발 앞쪽 힘을 주며 바닥을 밀어 올라온다.

2단계는 실전 적용하는 방법이다.
1번. 다리를 교차로 벌려 서고, 오리 궁둥이(꼬리뼈가 천장을 보는 방향)를 만든 채 무릎을 살짝 톡! 접어 준다.

2번. 1번 세팅을 유지하며 앞쪽발에 체중을 완전히 실어 준다.
3번. 2번 세팅을 10초 동안 유지하다가 앞쪽 발 앞꿈치부터 미는 힘을 주어 올라온다.

"쌤, 무릎이 아픈 건 정상인가요?"
"아니야! 아마 오리 궁둥이가 잘되지 않은 채로 무릎만 접고 폈을 가능성이 높아!"

1번 세팅인 오리 궁둥이(꼬리뼈가 천장을 보는 방향)를 유지하면서 앞쪽 발로 체중을 옮겨야 되는데,
2번 세팅(앞쪽발로 체중을 완전히 실어 준다)만 신경 쓰니 1번 세팅을 간과하는 경우가 많다.

"그럼 허리가 뻐근한 것도 같은 이유예요?"
"그럴 수도 있는데 대부분 이 두 가지 때문이야."

첫 번째는 상체 각도가 변하는 경우다.
2번 세팅을 진행할 때 앞쪽 발로 중심을 옮기는 게 아닌,
상체만 앞으로 숙이는 분들이 많다.

중심이동이 아닌, 상체 숙임

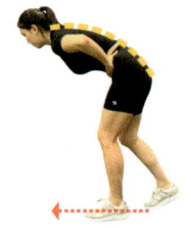

상체 각도를 유지하면서 앞쪽 발에 중심을 옮겨 두어야 한다.

도저히 모르겠다면 뒤쪽 발 전체를 바닥에서 띄워 보자.
그럼 쉽게 인지할 수 있다.

두 번째는 상체가 꺾이는 경우다.
3번 세팅인 '앞꿈치 힘으로 밀어 올린다'가 아닌,
뒤꿈치로 힘이 실려 일어날 가능성이 높다.

앞꿈치가 아닌, 뒤꿈치

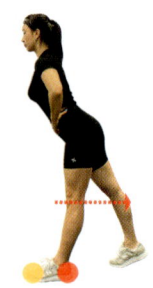

앞쪽에 위치해 있는 발의 무릎 뒤에 막대기가 있다 생각하고 진행해 보자. 쉽게 해결할 수 있다!

"진짜 재밌는 게 뭔지 알아? 이것만 잘되면 스플릿 스쿼트는 자동으로 잘될 거야."

"그럼 3단계는 스플릿 스쿼트인가요?"

"정확해! 2단계까지 왔다면 스플릿 스쿼트는 누워서 떡 먹기야."

3단계, 스플릿 스쿼트 빌드 업

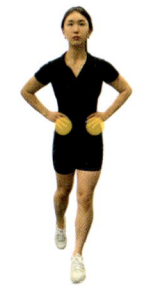

1. 양쪽 골반 뼈를 정면으로 맞추고 골반과 무릎을 접는다.

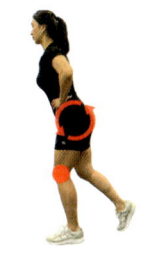

2. 1번 세팅을 유지하며 앞발로 중심을 완전히 실어 준다.

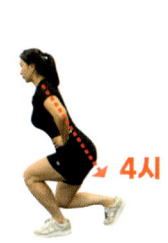

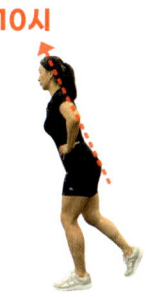

3. 2번 세팅을 유지하며 엉덩이는 4시 방향으로 앉았다 정수리는 10시 방향으로 올라온다.

1번. 양쪽 골반뼈를 정면으로 맞추고 골반과 무릎을 접는다(오리 궁둥이를 만들어 주고 무릎을 살짝 톡! 접어 준다.).

2번. 1번 세팅을 유지하며 앞쪽 발로 중심을 완전히 실어 준다.

3번. 2번 세팅을 유지하며 엉덩이를 4시 방향으로 앉았다, 정수리를 10시 방향으로 한 채 올라온다.

덤벨 잡는 위치에 따른 타깃 부위

"덤벨은 잡는 위치에 따라 타깃이 달라요?"
"맞아! 목적에 따라 덤벨을 잡는 위치가 달라져!"
"그럼 엉덩이를 목적으로 한다면 어느 손으로 잡는 게 좋아요?"

글을 읽으면서 상상해 보자.

오른발 - 왼손

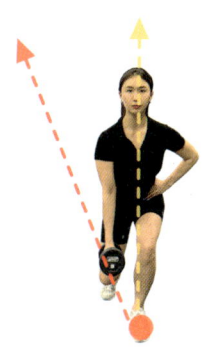

하영이가 오른발을 앞으로 내딛은 상태에서 왼손에 덤벨을 잡았다.
무게는 10kg이다. 몸이 어느 방향으로 돌아갈까?

정답은 왼쪽으로 기울어지지 않기 위해
무게 중심이 고정된 오른발 쪽으로 이동하게 된다.

그러면 덤벨은 자연스럽게 오른발 쪽으로 이동하게 되고,
몸통은 오른쪽 방향으로 회전한다.

이러한 회전을 통해 오른쪽 엉덩이와 몸통 근육까지 쓸 수 있는 환경이 만들어진다.

결과적으로 운동하고자 하는 다리의 반대 손으로 무게를 잡으면 엉덩이 타깃에 효율적이다.

오른발 - 오른손

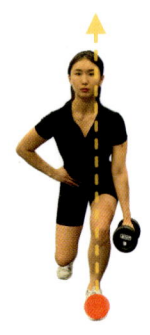

이번엔 하영이가 오른발을 앞으로 내딛고 오른손으로 덤벨을 잡았다. 무게는 동일한 10kg다. 이번엔 무게중심이 어느 쪽으로 이동될까?

정답은 무게 중심이 오른발 쪽에 가깝기 때문에, **오른발을 통해 무게를 수직**으로 밀게 된다.

저항 방향이 수직선상에 존재하기 때문에 균형 잡기는 비교적 쉽다. 그러나 회전이 없기 때문에 앞 허벅지가 상대적으로 사용된다.

오른발 - 양손

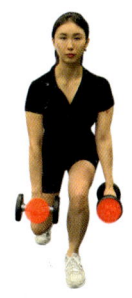

그럼 양쪽으로 잡으면 어떻게 될까?
무게를 다루기에 가장 좋은 포지션이 만들어진다.

이렇게 크게 세 가지의 목적으로 나누어
덤벨 잡는 손의 위치를 변경해 주면 보다 효율적으로 운동할 수 있다.

"*2단계까지는 엉덩이 자극이 잘 오는데, 3단계(스플릿 스쿼트)만 하면 자극이 안 와요.*"
"그럴 땐 한 가지만 더 신경 써 주면 돼."

최후의 엉덩이 자극 찾는 필살기

바로 골반 세팅이다.

스플릿 스쿼트 1단계

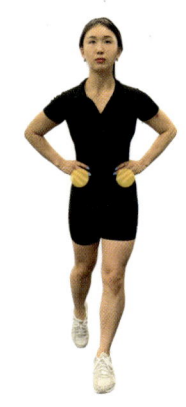

스플릿 스쿼트 빌드 업 중 1번(양쪽 골반뼈를 정면으로 맞추고 오리 궁둥이를 만들고 무릎을 살짝 톡! 접는다.)이 제대로 이뤄지지 않았을 가능성이 높다.

보통은 일어나는 동작에서 골반 중립이 무너진다.
이렇게 되면 엉덩이를 제대로 사용하지 못해,
허리 통증까지 찾아올 수 있다.

이걸 한 방에 해결할 수 있는 방법이 있다.

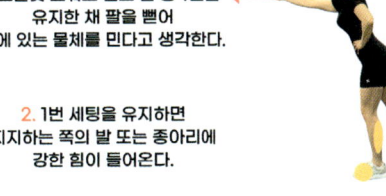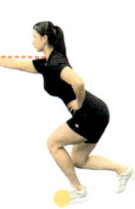

1번. 스플릿 스쿼트 빌드 업 중 1번을 유지한 채 팔을 뻗어 멀리 있는 물체를 잡으려고 한다.

2번. 1번 세팅을 유지한다면 지지하는 쪽의 발바닥 또는 종아리에 강한 힘이 들어온다.

3번. 2번 세팅을 유지한 채 앉았다가 바닥을 밀면서 올라온다.

정리 퀴즈

왼쪽 발로 스플릿 스쿼트를 할 때, 목적에 따른 덤벨 잡는 위치를 잘 고른 친구는?

1. 영숙 - 엉덩이 타깃, 왼손
2. 수한 - 엉덩이 타깃, 오른손
3. 하영 - 앞 허벅지 타깃, 오른손

스플릿 스쿼트 시 무릎이 아프다면 가장 먼저 체크해 봐야 하는 것은?

1. 덤벨 잡는 위치
2. 발목
3. 상체 각도

스플릿 스쿼트 시 허리가 아플 때 체크해야 되는 것은?

1. 무릎이 뒤로 밀림
2. 골반 중립 포지션
3. 중심이 앞발에 위치

정답
2/3/1

레그 익스텐션, 라잉 레그 컬

나에게 맞는 세팅 방법

"쌤, 헬스장마다 기구가 달라서, 저에게 맞는 세팅 방법을 알고 싶어요."
"어느 헬스장을 가든 적용할 수 있게 딱 너에게 맞는 세팅 방법을 알려 줄게."

한 번만 읽어도 평생 써먹을 수 있으니,
꼭 잘 적용해 보자.

"한쪽 무릎뼈를 양손으로 꽉 잡아 고정한 채 무릎을 접었다 펴 봐."
"무릎을 고정한 상태로 접고 펼 수가 있어요…?"
"당연히 없지. 그래서 레그 익스텐션, 레그 컬 머신의 세팅 핵심 포인트는 바로 무릎이야."

두 가지 머신의 공통점은 무릎 관절을 사용하여 운동한다는 것이며, 반대로 생각한다면 무릎을 고정한 상태로는 운동을 할 수가 없다는 뜻이다.

레그 익스텐션

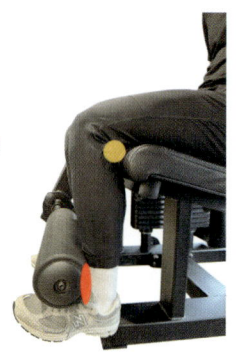

1번. 앉았을 때 오금과 패드 간격이 딱 맞거나 한 손가락이 들어가도록 등받이를 조절한다.
2번. 1번을 맞춘 후 발목을 90도까지 당겼을 때 발목에 패드가 오도록 한다.
3번. 1, 2번을 맞춘 후 가동 범위 레버를 조절한다(본인 가동 범위 설정).

레그 컬

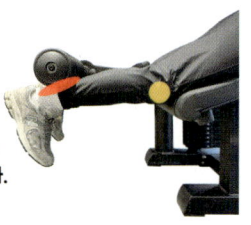

1번. 패드 아래쪽에 무릎이 놓이도록 한다.
2번. 1번을 맞춘 후 발목 패드가 아킬레스건 위에 놓이도록 한다.
3번. 1, 2번을 맞춘 후 가동 범위 레버를 조절한다(본인 가동 범위 설정).

"쌤, 세팅 순서가 바뀌면 안 되는 거죠?"
"맞아, 무릎 관절을 접고 펴는 운동이라 순서대로 맞추는 게 중요해."

발목을 먼저 맞춰도 무릎이 맞지 않으면 재세팅을 해야 된다.

머신을 나에게 맞춘 세팅 방법으로 진행한다면,
절반은 먹고 들어간다.

이제는 나머지 50%를 채울 수 있는
4단계 빌드 업을 알려 주겠다.

레그 익스텐션 4단계 빌드 업

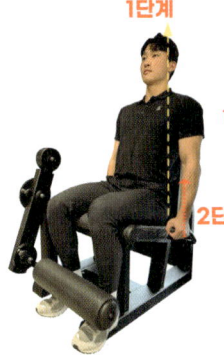

1단계
1. 나에게 맞는 세팅을 진행한 후 골반부터 정수리까지 키 커지는 느낌을 준다.

2단계
2. 1단계를 유지하며 손잡이를 잡아당긴다.

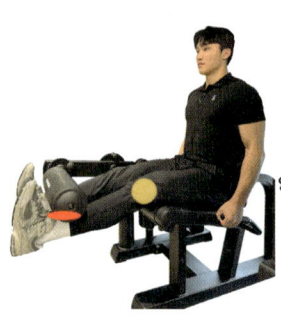

3. 2단계를 유지하며 발목을 90도로 당긴 채 무릎을 폈다 접어준다.
4. 동작을 진행할 때 엉덩이가 떨어지지 않도록 잘 눌러 준다.

1단계. 나에게 맞는 세팅을 진행한 후 골반부터 정수리까지 키 커지는
   느낌을 준다.
2단계. 1단계 세팅을 유지하며 손잡이를 잡아당긴다.

3단계. 2단계 세팅을 유지하며 발목을 90도로 당긴 채 무릎을 폈다 접
       어 준다(절대 발가락만 당기면 안 된다.).
4단계. 동작을 진행할 때 엉덩이가 떨어지지 않도록 잘 눌러 준다.

무릎이 아팠던 원인

"쌤, 무릎이 아픈데 정상인가요?"
"통증이 있다면 절대 지나쳐선 안 돼."

보통 이 한 가지를 집착하기 때문에
무릎이 아파지는 거다.

컨트롤되지 않는 횟수와 무게

무릎 관절만 접었다 펴는 운동으로,
많은 무게를 다루기에는 사실 효율적이지 않다.

그렇기 때문에 무게보다는
근육에 지속적인 긴장을 유지하는 게 더 중요하다.

고중량 운동은 레그 익스텐션, **레그 컬**보다,
스쿼트 또는 레그 프레스처럼 여러 근육이 함께 협응되는
운동에서 진행하는 것이 현명하다.

운동을 할 때 템포를 일정하게 정해 두고,
세트 내내 자세가 무너지지 않도록 유지해 보자.

30회를 해야만 불타는 자극이 느껴졌었다면,
20회만 해도 충분히 느낄 수 있을 것이다.

라잉 레그 컬 3단계 빌드 업

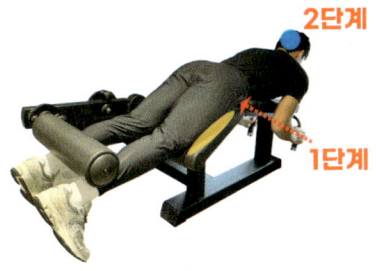 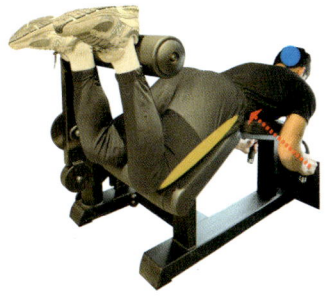

1. 나에게 맞는 세팅을 진행한 후 손잡이를 잡고 팔꿈치를 골반 쪽으로 당긴다.
2. 1단계를 유지한 채 뒤통수를 약간 들어 주고 앞 허벅지로 패드를 누른다.
3. 1, 2단계를 유지하며 무릎을 접었다 펴 준다.

1단계. 나에게 맞는 세팅을 진행한 후 손잡이를 잡고 팔꿈치를 골반 쪽으로 당긴다.

2단계. 1단계 세팅을 유지한 채 뒤통수를 약간 들어 주고 앞 허벅지로 패드를 누른다.

3단계. 1, 2단계 세팅을 유지하며 무릎을 접었다 펴 준다.

스스로 허리 박살 내는 사람 특징

"쌤, 왜 허리가 더 뻐근할까요?"
"레그 컬은 어디 운동일까?"
"허벅지 뒤쪽(햄스트링)?"
"잘 알고 있네!"

허벅지 뒤쪽을 잘 사용하기 위해선
무릎을 잘 접어 주면 되는데,
대부분 사람들은 엉덩이가 먼저 들린다.

이런 동작이 반복되면,
허리에 과도한 스트레스가 생겨 통증을 유발시키는 환경이 조성된다.

허벅지 뒤쪽을 사용하지 못하는 이유는 크게 두 가지 때문이다.
첫 번째. 무리한 중량 설정
두 번째. 억지로 횟수 채우기

현대인들의 경우 오랜 좌식 생활로 인해
허벅지 뒤쪽이 많이 약해져 있다.

그 때문에 생각보다 많은 무게를 다루지 못한다.

하지만 이걸 간과한 채 대부분 무게에만 집착하곤 한다.
그러니 엉덩이가 먼저 들리는 보상으로 허리 힘이 우선적으로 사용된 것이다.

앞으로는 지금 소개하는 방법으로 바꿔 보자.
매우 효과적일 것이다.

바로 앞 허벅지로 패드를 누르는 것이다.

공을 누르면서 무릎을 접는다.

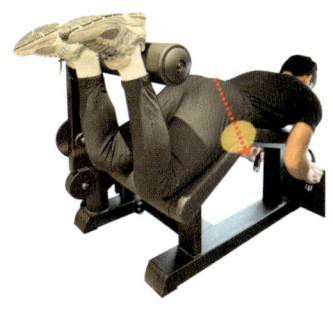

이해가 어렵다면 골반뼈 아래쪽에 공이 있다 생각하고,
공을 누르면서 무릎을 접어 보자.

평소 다루던 중량 또는 횟수, 가동 범위가 절반 가까이 줄어들 텐데,
전혀 자책할 필요 없다.

우리는 기록 측정을 위한 운동을 하는 것도 아니고,
파워리프팅을 목적으로 하는 것도 아니니까.

타깃 부위의 근육을 잘 사용해야 한다는 본질을 절대 잊지 말자.

90%가 간과하는 발목 포지션

"쌤, 종아리 쪽이 아파서 못 하겠어요."
"발끝을 앞쪽으로 밀어 놓은 상태로 했어? 그럼 종아리가 아플 수밖에 없어."

발목만 움직이며 따라 해 보자.

발끝을 앞쪽으로 밀면,
종아리가 수축되는 게 느껴질 거다.

발끝을 몸통 쪽으로 당기면,
정강이 앞쪽 근육에 힘이 들어갈 거다.

두 가지 움직임이 모두 과하다면,
레그 컬 시 비효율적이다.

발목이 90도를 이루는 중립 포지션이 가장 이상적이다.
너무 당기지도 너무 펴지도 않은 상태.
(필요에 따라 가볍게 발목 당기기)

이 상태로 진행하는 게 허벅지 뒤쪽을
보다 잘 쓸 수 있는 환경이 된다.

정리 퀴즈

레그 익스텐션, 레그 컬을 나에게 맞게 세팅하려고 한다. 세팅 시 어떤 부분을 가장 고려해야 할까?

1. 발목
2. 허리
3. 무릎
4. 골반

하영이가 레그 컬을 하는 도중 허리가 아프다고 한다. 어떤 실수를 했을까?

1. 발목을 몸 쪽으로 당겼다.
2. 엉덩이가 과하게 들렸다.
3. 앞 허벅지를 패드 쪽으로 눌렀다.
4. 손잡이를 골반 쪽으로 잡아당겼다.

무게를 다루기에 가장 효율적인 동작은 무엇일까?

1. 레그 컬
2. 아웃 타이
3. 레그 프레스
4. 레그 익스텐션

정답
3/2/3

바벨 스쿼트(백 스쿼트)

복압을 잡아도 허리가 아픈 이유

"쌤, 바벨 스쿼트만 하면 허리가 아파요."
"혹시 가슴을 편 상태로 진행해?"
"맞아요! 스쿼트는 가슴을 편 상태로 하라고 들었거든요."
"아니야. 스쿼트 할 때는 자연스럽게 가슴이 말리게 돼."

스쿼트 동작은 등에 얹어 있는 바벨 무게를 이용해서 운동을 진행한다.

바벨 무게에 짓눌려 몸통이 찌그러진다면,
안정성은 떨어지고 허리 부상 위험도는 굉장히 높아진다.

그래서 몸통의 안정성을 높여 줄 수 있는 중요한 게 있다.
바로 복압이다.

문제는 복압을 잘 잡아 놓고 스스로 풀어 버리는 경우다.
90%가 이것 때문에 허리가 아팠던 거다.

지금 당장 입으로 강하게 '합!'이라고 짧고 굵은 소리를 내 보자.

배에 강한 힘이 들어가면서 가슴은 자연스럽게 말리게 된다.
이걸 통해 알 수 있듯이 복압을 잡으면 몸통 전체에 호흡이 차며 가슴은 자연스럽게 말리게 된다.

근데 이 상태로 가슴을 억지로 들어 펴려고 한다면?
복압이 풀리면서 가슴이 들리고 더 펴는 순간 허리에 강한 자극이 들어갈 것이다.

"그럼 가슴을 펴라는 건 말도 안 되는 소리네요?"
"가슴을 펴는 방법을 두 가지로 나눠서 봐야 해."
(따라 해 보면 바로 이해할 수 있다.)

가슴을 위로 드는 방법　　**어깨를 뒤로 접는 방법**

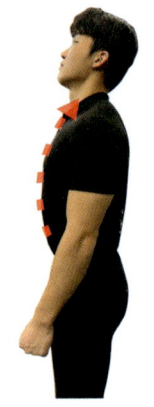　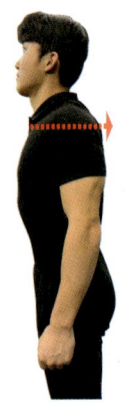

첫 번째, 가슴을 위로 드는 경우
두 번째, 어깨를 뒤로 접는 경우

두 가지 방법 모두 바라보는 관점에 따라 가슴을 편다고 말할 수 있다.
아마 스쿼트 시 허리가 아팠다면 첫 번째 방법으로 가슴을 폈을 거다.

하지만 백 스쿼트는 등 뒤에 있는 바벨을 잘 고정시키기 위해
두 번째 방법(어깨를 뒤로 접기)으로 가슴을 펴 주는 게 맞다.

반대인 첫 번째 방법은,
체스트 프레스를 생각하면 이해하기 쉬울 거다.

체스트 프레스를 할 때,
두 번째 방법(어깨를 뒤로 접기)으로 가슴을 편다면,
가슴 근육을 최대로 수축할 수 없게 된다.
(어깨를 뒤로 모아 등이 접혀 있는 상태이기 때문이다.)

그럼 체스트 프레스 같은 동작은,
첫 번째 방법(가슴을 위로 들기)으로,
가슴을 펴 줘야 효율적으로 운동할 수 있다.

이처럼 운동 종목과 목적에 따라,
가슴을 펴는 방법이 달라지기 때문에,
이 점을 참고하여 운동해 보자.
도움이 될 거라 확신한다.

바벨은 잡는 게 아닌 받치는 거다

"쌤 바벨은 잡는 게 아니라고요?"
"맞아! 바벨은 받치는 거야, 잘 받치고 있기 위해선 이걸 꼭 알고 있어야 해."

앞서 말했듯이 스쿼트는 등 뒤에 무게를 얹은 상태로 동작을 진행한다. '바벨이 떨어지는 걸 막기 위해', '중심을 잡기 위해', '복압을 잡으면' 자연스럽게 상체가 숙여진다.
(아기를 어부바한다고 생각하면 이해가 쉽다.)

하지만 등에 얹은 무게가 잘 고정되지 않았다면 어떻게 될까?

무게에서부터 아래쪽에 있는 구조물들(허리, 고관절 등)이 불안정해지고, 결국 안정성이 떨어지니 부상 위험은 높아질 수밖에 없다.

그럼 등에 얹은 바벨 위치가 목 쪽에 있다면 어떻게 될까?
중심이 앞쪽으로 쏠리기 때문에 뒤꿈치가 떨어지려 하고 **무게는 목과 허리로 받게 된다**.

이렇듯 바벨 견착은 스쿼트에서 첫 단추나 마찬가지이다.
처음인 견착이 잘 이루어지지 않는다면 그다음 동작도 제대로 이뤄질 수 없다.

바벨 견착 3단계 방법

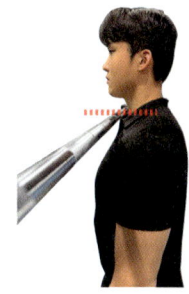 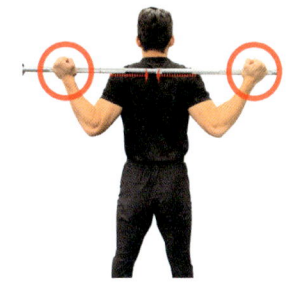

1. 쇄골 아래에 바벨을 세팅한다.
2. 날개뼈를 모으면서 승모근 위쪽에 바벨을 올려놓는다.
3. 엄지손가락을 뺀 상태로 손목을 살짝 세워 바벨을 받쳐 준다.

1단계. 쇄골 아래에 바벨을 세팅한다.

2단계. 날개뼈를 모으면서 승모근 위쪽에 바벨을 올려놓는다.

3단계. 엄지손가락을 뺀 상태로 손목을 살짝 세워 바벨을 받쳐 준다.

견착 시 손목이 아팠다면 바벨을 받치는 게 아닌,

잡아서 고정하려고만 했을 것이다.

견착은 바벨이 등에서 떨어지는 걸 막기 위한 것이니

잘 받쳐 주기만 하면 된다.

나만의 스쿼트 다리 너비 찾는 방법

"쌤, 다리 너비는 무조건 어깨너비가 좋나요?"
"아니야! 사람마다 다르기 때문에 꼭 나만의 너비를 찾아야 해."

보통 어깨너비로 벌리라고 많이 들었을 거다.
하지만 사람마다 다른 체형을 갖고 있기에
쪼그려 앉기를 해 보면 나만의 너비를 찾을 수 있다.

나만의 스쿼트 다리 너비 찾는 3단계

넓은 스탠스   **좁은 스탠스**   **나만의 스탠스**

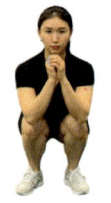 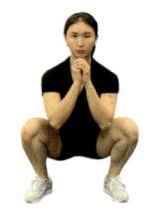

1단계. 어깨너비에서 쪼그려 앉는다.
2단계. 1단계 진행 시 무릎이 안으로 모일 정도라면 발 너비를 줄인다.
3단계. 1단계 진행 시 복부가 들어갈 공간 없이 많이 앉지 못하겠다면
       발 너비를 넓힌다.

'가슴 펴기(어깨 뒤로 접기)', '바벨 견착', '다리 너비'
위 세 가지만 잘 알아도 스쿼트는 잘할 수밖에 없다.

스쿼트 빌드 업

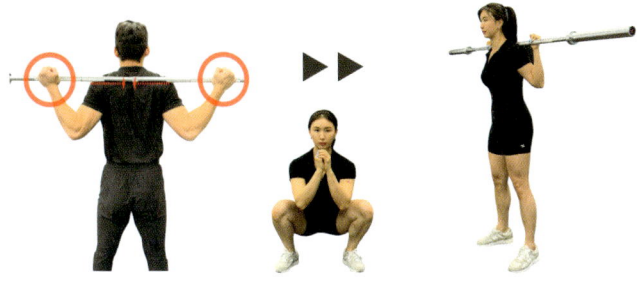

1. 바벨 견착 진행
2. 호흡과 다리 너비를 세팅 진행

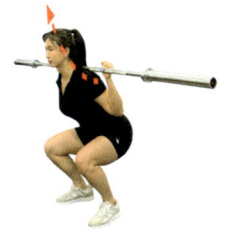

3. 1번과 2번을 유지한 채 앉았다 일어난다.
   몸이 찌그러지지 않게
   무게에 대한 저항을 한다.

1번. 바벨 견착 진행

2번. 호흡과, 다리 너비 세팅 진행

3번. 1번과 2번을 유지한 채 앉았다 일어난다.

3번 동작을 진행할 때, 짓눌리는 바벨 무게에 대응하여,
정수리를 천장 쪽으로 계속 밀어 주며 진행한다.
(물이 입술까지 차올라 숨을 쉬기 위해 위로 올라가려는 것처럼 말이다.)

알아 두면 무조건 써먹는 두 가지 팁

믿기지 않겠지만 부상은 고중량을 다룰 때 생기는 게 아니다.
랙에서 바벨을 뽑을 때와 랙에 다시 걸어 놓을 때,
많이 부상을 당한다.

"쌤, 바벨을 뽑고 뒤로 나올 때 몸이 많이 흔들려요."
"견착을 잘했는데도 흔들려?"
"네, 시작부터 힘 빼는 느낌이에요."

크게 두 가지의 흔들림이 있을 거다.

첫 번째는 중심이 뒤로 쏠리는 느낌이다.
일반적인 랙에서는 스쿼트를 할 때,
바벨을 뽑고 뒤로 나와서 진행해야 한다.

이때 무게 중심이 뒤꿈치 쪽에 있다면,
뒤로 쏠릴 수밖에 없다.

바벨을 뽑았다면 앞꿈치 쪽으로 무게 중심을 옮겨
천천히 이동해 흔들림을 최소화하며 스쿼트 너비를 세팅해 보자.

두 번째는 좌우로 흔들리는 느낌이다.

99%가 다리 스탠스를 넓게 둔 상태일 거다.

바벨을 뽑을 땐 다리 스탠스를 골반 너비 정도로 두고,
뒤로 나와서 나만의 스쿼트 너비를 만들어 줘야 된다.

반대로 운동이 끝났을 땐 힘들다고 방심하면 안 된다.

양발을 골반 너비 정도로 모으고 앞으로 걸어 가서 랙에 걸어 줘야 한다.

이렇듯 부상은 가장 집중력이 떨어진 시기에 찾아온다.

그러니 고중량 스쿼트를 진행할 때는 바벨을 뽑고 내려놓는 순간까지
절대 방심하지 말자.

📌 정리 퀴즈

스쿼트 시 '가슴을 편다'는 어떤 의미인가?

1. 가슴을 위로 들어 올린다.
2. 어깨를 뒤로 접어 모은다.

스쿼트 시 첫 번째로 중요한 건 무엇일까?

1. 바벨 견착
2. 다리 너비
3. 고관절
4. 발목

바벨을 뽑을 때 몸이 흔들린다면 어떤 게 문제일까? (2가지)

1. 넓은 다리 스탠스
2. 좁은 다리 스탠스
3. 바벨을 뽑을 때 중심이 뒤로 이동되어 있다.
4. 바벨을 뽑을 때 중심이 앞으로 이동되어 있다.

정답
2/1/1, 3

데드 리프트를 위한 시동

이 원리를 알고 데드 리프트가 쉬워졌다

모든 데드 리프트는 같은 원리다.

"쌤, 스모, 루마니안, 스티프 등 종류가 많은데 모든 데드 리프트가 같다고요?"
"맞아 본질은 동일해! 이것만 잘 알아도 모든 데드 리프트를 잘할 수밖에 없어."

루마니안, 스모, 스티프 어떤 걸 하든,
기본은 고관절의 움직임이다.

간혹 "데드 리프트만 하면 허리가 뻐근해요."
하는 사람들을 보면 10명 중 9명은 고관절 움직임보다 등에 집중하고 있다.

"등 운동도 되는 거 아닌가요?"
"등은 버티기만 하는 거야. 쉽게 설명해 줄게."

고관절 움직임과 지면을 밀어 주는 발바닥 힘을 활용해서

무게를 들어 올릴 때,

등 근육은 고관절에 의해 숙여진 상체가
말리지 않도록 버텨 주는 역할을 한다.

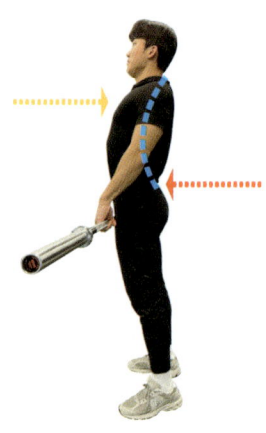

다시 말해서 등을 접고 펴는 건
데드 리프트 동작에서 나오면 안 되는 움직임이다.

등을 과도하게 조이면 가슴이 앞으로 나가게 되고,
허리 역시 앞으로 밀리게 된다.

그렇게 밀린 허리는 무게의 부담을 고스란히 받을 수밖에 없게 된다.
(중력선에서 움직임이 벗어났기 때문이다.)

만약 등에 강한 자극을 주고 싶다면 데드 리프트는 비효율적인 방법이다.

등을 접었다 펴는 운동인
시티드 로우 동작을 하는 게 더 현명하다.

정리를 해 보면 데드 리프트의 포인트는,
고관절에 의해서 자연스럽게 상체가 숙여지고,
고관절에 의해서 자연스럽게 상체가 올라와야 한다는 것이다.

이때 등 근육은 상체가 중립을 유지할 수 있도록
버텨 주는 역할이다.

데드 리프트 4단계 빌드 업

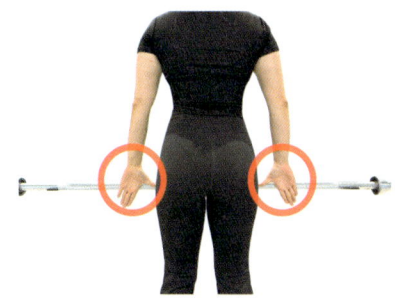

1. 골반 너비로 서서 엄지를 펴고 그 너비만큼 그립을 잡는다.

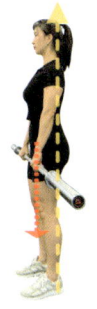

2. 주먹을 아래로 뻗으면서 키 커지는 느낌을 준다.

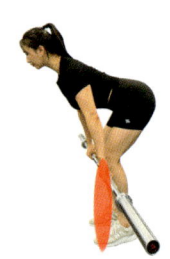 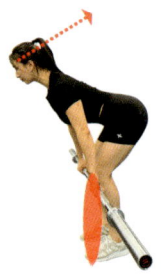 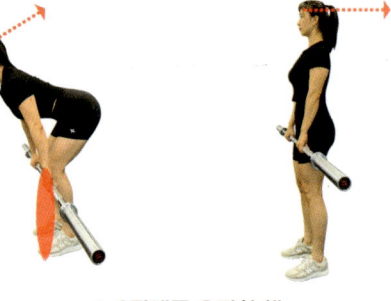

3. 2단계를 유지한 채 주먹으로 앞꿈치를 터치한다 생각하며 내려간다.

4. 3단계를 유지한 채 뒤통수를 뒤로 밀면서 처음 자세로 돌아온다.

1단계. 골반 너비로 서서 엄지를 펴고 그 너비만큼 그립을 잡는다.

2단계. 주먹을 아래로 뻗으면서 키 커지는 느낌을 준다.

3단계. 2단계 세팅을 유지한 채 주먹으로 앞꿈치를 터치한다 생각하며 내려간다.

4단계. 3단계 세팅을 유지한 채 뒤통수를 뒤로 밀면서 처음 자세로 돌아온다.

※ 참고 사항: 3단계 자세에서 무릎만 접어 주면 흔히 알고 있는 땅데드(컨벤셔널 데드 리프트)로 이어진다.
이때 무릎은 천천히 접어 허벅지 뒤쪽 텐션을 잘 유지해야 한다. 쾅! 하고 놓게 되면 근육 텐션이 풀려 부상 위험이 있기 때문이다.

허리 통증 즉각 해결시키는 두 가지 방법

"쌤, 허벅지 뒤쪽 자극이 안 오는데 괜찮나요?"
"허리도 약간 뻐근하지?"
"네, 맞아요."
"중심이 뒤로 이동돼서 그런 거야."

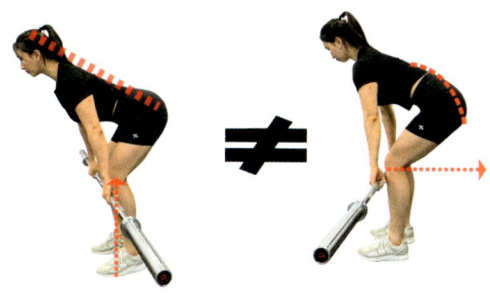

올라올 때 무릎이 뒤로 빠지면,
허리가 말릴 가능성이 굉장히 높다.

당연히 골반이 말리게 되니 허벅지 뒤쪽의 긴장이 풀리고,
무게는 고스란히 허리에 전달되어 과도한 스트레스를 받게 된다.

이걸 해결할 수 있는 두 가지 방법이 있다.

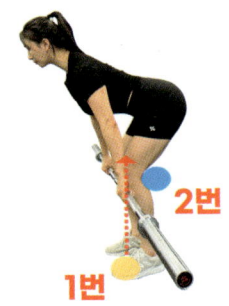

첫 번째는,
앞꿈치를 터치한다고 생각하면서 내리면,
발바닥에 강한 힘이 들어오게 된다.

그 힘을 유지하며 앞꿈치로 밀어 올린다고 생각해 보자.
(발바닥은 다 붙어 있는 상태, 무게 중심만 생각하기)

두 번째는,
무릎 뒤에 막대기가 있다고 상상하면서
건드리지 않고 무게를 드는 연습을 진행해 보자.

제일 중요한 건 이 두 가지를 시도했을 때
무게가 들리지 않는다면 나의 중량이 아닌 것이다.

그럼에도 불구하고 통제할 수 없는 중량을 억지로 든다면,
또다시 허리가 말리면서 부상을 입게 될 것이다.

○○은 절대 체크하면 안 된다

대부분 데드 리프트 자세를 체크하기 위해
앞 또는 옆에 있는 거울을 보면서 진행한다.

중요한 건 거울 속 모습으로는
제대로 된 자세를 확인할 수 없다.

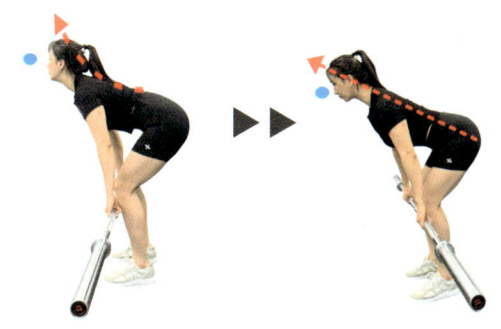

자세를 보고자 목을 들면 중립이 흐트러지고,
목 아래의 구조물들까지 연쇄적으로 흐트러진다.
(우리 몸은 연결되어 있기 때문에 하나의 문제가 다발적으로 확산될 수 있다. 쉽게 말해 골반의 문제가 등으로 연결되고, 등의 문제가 목 또는 고개, 시선까지 연결되어 있어 연쇄적인 문제를 야기할 수 있다.)

데드 리프트 4단계 빌드 업 중,
1단계(주먹을 아래로 누르고 키 커지는 느낌을 준다.)를 잘 유지하며 시선과 몸통이 함께 내려갔다 올라와야 한다.

본인의 자세를 체크하고 싶다면,
영상 촬영을 하는 게 가장 좋은 방법이다.

📌 정리 퀴즈

모든 데드 리프트 핵심은 무엇일까?

1. 발목
2. 등 모으기
3. 고관절 움직임
4. 바벨 잡는 너비

영숙이가 데드 리프트 하면서 허리가 아픈 이유는?

1. 등에 강한 수축감을 주기 위해 등을 모은다.
2. 허벅지 뒤쪽 긴장을 잘 유지하며 진행한다.
3. 고개가 들리지 않고 시선이 몸과 함께 움직인다.

데드 리프트 빌드 업 4단계 중 틀리게 세팅한 친구는?

1. 영숙 - 주먹을 아래로 뻗고 키 커지는 느낌을 준다.
2. 수한 - 주먹으로 뒤꿈치를 터치한다 생각하며 내린다.
3. 우혁 - 뒤통수를 뒤로 밀어 주며 올라온다.

정답
3/1/2

당장 발을 일자로 두고 걸어라

지금 당장 발을 일 자로 둔 상태로 걷거나 뛰어 보면 알 수 있다.
인간은 발을 11 자로 둔 상태에서는 움직임이 불안해진다.

만약 발이 지면에 잘 고정돼야 하는 스쿼트와, 데드리프트에서
발을 11 자로 둔다면 어떨까?

맨몸으로도 불안한 자세인데,
무게까지 추가되니 부상당하기 딱 좋은 세팅이 되는 거다.

부상의 이유는 간단한다.
이족 보행으로 진화한 인간의 발은 살짝 바깥으로 돌아가 있다.
생긴 모양 그대로 발끝을 두고 운동하면 보다 안정적인 움직임을 만들 수 있다.

그래도 이해가 잘되지 않는다면,
아래 두 가지를 따라 해 봐라.

1번. 발끝을 11 자로 둔 상태에서 스쿼트 하기
2번. 발끝을 살짝 바깥으로 둔 상태에서 스쿼트 하기

발을 11 자로 맞춰 놓고 발목 가동성을 탓하지 마라.

11 자는 발목 가동성을 온전히 사용할 수 없게 만드는 환경이다.

잘 모르겠다면 지금 당장 일어나

발을 11 자로 둔 상태에서 스쿼트를 해 보라.

꿀팁

누구나 알지만 잘 모르는 복압

"쌤, 스쿼트나 데드 리프트 할 때, 왜 사람들이 '흡!', '취!'라고 할까요?"
"복압을 통해 고중량을 안정적으로 다루기 위함이야."
"복압은 꼭 잡아야 할까요?"

일상 속에서 쉽게 찾을 수 있다.

가족 또는 애인 등 중요한 사람이
무거운 물체에 깔렸다고 생각해 보자.

살리기 위해 그 무거운 물체를
들어 올리려 안간힘을 쓸 것이다.

이때 강한 힘을 씀과 동시에,
'흡!' 또는 '윽!' 하면서 숨을 머금거나 짧게 내뱉을 것이다.

그것이 바로 힘을 효율적으로 사용할 수 있도록
내 몸이 자연스럽게 호흡을 통해 안정성을 잡는 것이다.

두 번째 예시는 두 가지의 생수병 종류가 있다.

첫 번째. 생수병은 빈 물통,
두 번째. 생수병은 물이 꽉 찬 물통이다.

두 가지 생수병 위에 10kg 원판을
떨어뜨린다고 생각해 보자.

과연 어떤 생수병이 쉽게 찌그러질까?

안에 텅 비었던 첫 번째 생수병이
두 번째 생수병보다 쉽게 찌그러질 거다.

생수병 = 우리 몸통
생수병 속 물 = 호흡

호흡을 통해 내부 압력을 증가시키면,
몸통의 안정성이 증가하게 된다.

이로 인해 외력에 노출됐을 때 단단하게 버틸 수 있는 힘이 생긴다.

첫 번째. 힘을 효과적으로 쓸 수 있다.
두 번째. 몸통의 안정성이 증가한다. = 부상 예방

이 때문에
고중량 운동 시 복압은 중요한 핵심이다.

상체 운동 VS 하체 운동 호흡법은 다르다

"쌤, 그럼 상체 운동 할 때는 호흡을 어떻게 하나요?"
"좋은 질문이야! 근데 상황에 따라 다르니까 잘 선택해야 돼."

가슴을 위로 드는 운동들
즉 랫 풀다운, 체스트 프레스, 사레레 등
이런 동작들에서 복식 호흡은 비효율적이다.

(복식 호흡 = 배로 들이마신다.
흉식 호흡 = 가슴과 등으로 들이마신다.)

가슴을 위로 드는 운동은 상체를 확장시켜서
근육을 잘 쓸 수 있게 만들어야 한다.

만약 복식 호흡으로 상체 운동을 하게 된다면 상체의 움직임은 둔해지게 된다.
다음 문장을 따라 해 보자. 그럼 이해하기 쉬울 거다.

먼저, 앞으로나란히 한 상태로 프레스 자세를 만든다.
그다음, 복식 호흡을 진행하면서 프레스를 진행한다

상체를 제대로 확장시키지 못해
가슴 근육을 온전히 사용할 수 없는 환경이다.

이 때문에 흉식 호흡을 통해,
가슴을 잘 들어 놓는 게 중요하다.

이해가 되었다면 이제부터 호흡은 상황에 따라 다르게 선택하자.

리프팅 벨트가 쓸모없는 이유

"쌤, 리프팅 벨트를 착용하면 허리 안 다친다는데, 착용하는 게 좋을까요?"
"벨트만 찬다고 해서 허리가 보호되는 게 아니야."

본질적인 부분을 놓치면 아무리 좋은 걸 착용한다 해도,
큰 효과를 볼 수 없다.

리프팅 벨트는 고중량 운동 시,
복압을 잘 잡을 수 있도록 환경을 만들어 주는 도구다.

다시 말해서,
호흡을 잘하지 못한다면 벨트는 그다지 쓸모가 없다.

착용하면 안 되는 사람을 위한,
테스트를 준비했다.

먼저 벨트 착용 후 호흡을 들이마신다.
1번. 복부가 벨트를 밀어 내지 못하고 가슴과 등만 부푼다.
2번. 호흡을 통해 복부가 벨트를 밀어 낸다.
3번. 복근에 힘을 줘서 벨트를 밀어 낸다.

나는 어떻게 하고 있는지
잠시 눈을 감고 생각해 보자.

1번에 해당되는 사람은
그동안 멋으로 착용한 사람이다.

반면에 2번에 해당하는 사람은
벨트를 정말 잘 활용하고 있는 거다.

하지만 무조건 안심할 수 없는 상황도 분명히 존재한다.

바로 3번이다.

이건 복식 호흡을 하는 게 아닌,
복근 운동을 했던 사람이다.

이 모든 문제들을 지금 당장
해결해 줄 수 있는 방법이 있다.

복식 호흡 4단계 빌드 업

1단계. 한 손은 배꼽, 다른 손은 허리 뒤쪽에 두고 서로 강하게 눌러 준다.
2단계. 코로 호흡을 크게 들이마시며 양손을 밀어 낸다.
3단계. 이때 호흡을 통해 몸통이 전체적으로 부풀어야 한다.
4단계. 3번 상태로 '흡!' 하고 숨을 참는다.

리프팅 벨트 = 양손
이렇게 생각하고 착용하면 이해가 쉬울 거다.

이때 리프팅 벨트는 강하게 조여 착용하기보다,
호흡으로 복부를 밀어 낼 수 있을 정도의 공간을 두고 착용해야 한다.

남들이 쓴다고 해서 다 좋은 게 아니다.

좋은 도구로 사용하고 싶다면,
본질적인 부분을 잘 신경 쓰자.

— 세계에서 가장 좋은 운동 분할, 루틴 —

앞서 얘기했지만 이 책에서는,
분할과 루틴에 대해 자세한 내용은 다루지 않는다.

아무리 좋은 분할과 루틴이어도,
본질을 놓치면 효과는 볼 수 없기 때문이다.

분할을 왜 나눠야 하는지를 알고 나면,
바로 수용할 수 있을 것이다.

분할의 가장 큰 이유는
근육의 회복 시간을 확보하기 위함이다.

예를 들어 월요일에 가슴 운동을 했다면,
가슴 근육은 지쳐 있을 거다.

이 상태로 화요일도 가슴 운동을 한다면,
좋은 운동 수행 능력이 나오지 못할 것이다.

때문에 가슴 근육이 회복하는 시간 동안
다른 운동을 진행하는 게 흔히 얘기하는 분할이다.

그럼 다시 돌아와서 가슴 근육 자체를
잘 쓰지 못했는데 분할하는 의미가 있을까?
(가슴 운동 후 삼두 근육과 전면 어깨가 더 아픈 경우)

아마 이렇게 생각할 수도 있다.
"횟수, 세트 수로 밀어붙이면 되지 않나?"

변비에 걸렸다고 생각해 봐라

배는 아픈데 변이 나오지 않는 사람이 있다.
충분한 수분 섭취와 올바른 식습관을 통해 해결해야 한다.

하지만 그런 건 신경 쓰지 않고,
변기에만 하루 종일 앉아 있는다.

이런 현상이랑 다를 게 있는가?

근본적인 문제가 해결되지 않았는데,
계속 다른 방법을 찾는 사람을 보면 솔직히 아쉽다.

내가 똑같이 고민했던 부분이라 더욱더 그런 마음이 느껴진다.
이 책을 쓰는 이유이기도 하다.

하영 VS 우석 누가 더 빨리 몸이 좋아질까?

"쌤, 몸이 좋아지려면 어떤 분할이 좋나요?"
"쌤, 어떤 루틴이 효과적일까요?"

예를 들어 보자.

- 올림피아 선수가 추천해 준 루틴
- 세계에서 가장 몸 좋은 사람이 하는 분할

(올림피아는 가장 권위 있는 보디빌딩 대회)

추천해 준 루틴과 좋은 분할을
하영, 우석 두 명의 친구에게 동일하게 적용한다고 가정해 보자.

누가 효과를 제대로 볼 수 있을까?

1번. 하영
2번. 우석

하영이는 운동을 하면 타깃 부위를
잘 사용하면서 운동을 한다.

반면에 우석이는 자극점도 모른 채
세트 수와 횟수로만 밀어붙인다.

당연히 1번인 하영이가 루틴을
훨씬 잘 활용할 것이다.

양보다 질이 높은 운동을 진행했기 때문이다.

아무리 좋은 루틴과 분할이어도,
본질을 놓치면 효과는 볼 수 없다는 뜻이다.

에필로그

이 책을 쓰기 시작했을 때, 나는 단순히 '운동을 잘할 수밖에 없는 방법'을 정리하는 것이 목표였다.
하지만 글을 써 내려가다 보니 점점 또 다른 확신이 들었다.
운동은 누구나 어렵지 않게 배울 수 있고, 흥미를 느낄 수 있다는 것을 말이다.

운동을 처음 시작하는 사람들은 종종 막막함을 느낀다.
어디서부터 시작해야 할지, 어떤 방식이 효과적인지 누군가에게 배우기 전까지는 알기 어렵다. 그래서 나는 운동을 특별한 기술이 아니라, 누구나 쉽게 배우고 자연스럽게 익숙해질 수 있는 과정으로 만들고 싶다.

운동을 '해야만 하는 강박'이 아니라 '할 수 있는 환경'으로 지속 가능한 삶을 살 수 있도록 돕고 싶다. 그래서 운동을 해야 하는 이유를 고민하고 찾는 것이 아니라, 운동을 하지 않을 수 없는 시스템을 만드는 방법을 이 책을 통해 알려 주고자 한다.

사실 나도 처음엔 막막했다. 운동을 어떻게 시작해야 할지 몰랐고, 꾸준히 할 자신도 없었다. 이 책을 읽었다고 해서 하루아침에 모든 것이 변하지는 않을 것이다. 하지만 한 가지는 확실하다. 지금 이 순간부터 당신은 더 이상 막막함 속에 머물러 있지 않을 것이라는 점이다.

나는 이 책을 통해 당신과 함께 공생할 준비가 되어 있다. 이제 당신 차례다. 내일이 아니라, 오늘. 고민을 멈추고, 지금, 바로 움직이자. 응원한다.

참고 문헌

1. Aoki, T., & Hayashi, N. 촉진 기능 해부학: 상지(Palpation to functional anatomy for therapeutic exercise - upper extremity) (1판). 영문출판사, 2008.

2. Aoki, T., & Hayashi, N. 촉진 기능 해부학: 하지, 체간 편 (Palpation to functional anatomy for therapeutic exercise - lower extremity & trunk) (1판). 영문출판사, 2008.

3. Arandjelović, O. Does Cheating Pay: The Role of Externally Supplied Momentum on Muscular Force in Resistance Exercise. Eur J Appl Physiol, 113(1), 135-145, 2013.

4. Arnold, E. M., & Delp, S. L. Fibre operating lengths of human lower limb muscles during walking. Philosophical Transactions of the Royal Society B: Biological Sciences, 366(1570): 1530-1539, 2011.

5. Biel, A. Trail Guide to the Body (6판). Books of Discovery, 2019.

6. Biel, A. Trail Guide to Movement: Building the Body in Motion (2nd ed.). Books of Discovery, 2019.

7. Coratella, G. et al. EMG Analysis of Lateral and Frontal Raise Variations in Bodybuilders. Int J Environ Res Public Health, 17(17), 6026, 2020.

8. Delavier, F. Strength Training Anatomy (2nd ed.). Human Kinetics, 2006.

9. Dymeck, L. G. United States patent US 2,508,567. 1950.

10. Evans, N. 보디빌딩 아나토미 (6판). 푸른솔, 2014.

11. Hall, S. J. Basic Biomechanics (7th ed.). McGraw-Hill Education, 2015.

12. Kibler, B. W., Sciascia, A., & Wilkes, T. Scapular Dyskinesis and Its Relation to Shoulder Injury. J Am Acad Orthop Surg, 20(6), 364-372, 2012.

13. Liu, T., Khalaf, K., Adeeb, S., & El-Rich, M. Numerical Investigation of Intra-Abdominal Pressure Effects on Spinal Loads and Load-Sharing in Forward Flexion. Front Bioeng Biotechnol, 7: 428, 2019.

14. Lorenzetti, S. et al. How to Squat? Effects of Various Stance Widths, Foot Placement Angles and Level of Experience on Knee, Hip and Trunk Motion and Loading. BMC Sports Sci Med Rehabil, 10: Article 14, 2018.

15. Marcolin, G. et al. Differences in Electromyographic Activity of Biceps Brachii and Brachioradialis while Performing Three Variants of Curl. PeerJ, 6:e5165, 2018.

16. McKeon, P. O. et al. The Foot Core System: A New Paradigm for Understanding Intrinsic Foot Muscle Function. Br J Sports Med, 49(5): 290, 2015.

17. Myers, T. W. 근막경선 해부학 (이창규 외 역, 3판). 엘스비어코리아, 2014. (원서: Elsevier, 2009)

18. Nakai, Y. et al. Effects of External Abdominal Pressure Support on Dynamic Balance: A Randomized Crossover Study. Sports, 11(11): 217, 2023.

19. National Research Council (US), & Institute of Medicine (US). Musculoskeletal Disorders and the Workplace: Low Back and Upper Extremities. National Academies Press, Washington (DC), 2001.

20. Neumann, D. A. 뉴만 Kinesiology: 근골격계의 움직임 해부학적 접근 (김기환 외 역, 3판). 범문에듀케이션, 2021.

21. Sahrmann, S. A. 운동손상 증후군의 진단과 치료. 정담미디어, 2010.

22. Schoenfeld, B. J. Science and Development of Muscle Hypertrophy (2nd ed.). Human Kinetics, 2021.

23. Stastny, P. et al. Does the Dumbbell Carrying Position Change the Muscle Activity in Split Squats and Walking Lunges? J Strength Cond Res, 29(11): 3177-3187, 2015.

24. Stoppani, J. How to do the lat pulldown: Master the lat pulldown with our expert tips! JimStoppani.com, 2023. Retrieved from https://www.jimstoppani.com/training/lat-pulldown/

25. Stronska, K. et al. Muscle Activity During the Incline Shoulder Press in Relation to the Exercise Intensity. Acta Gymnica, 48(3): 121-129, 2018.

26. Sutton, B. The Biomechanics of the Lat Pulldown: Muscles Worked, Grips, & Form. NASM Exercise Science. NASM.

27. Thigpen, C. A. et al. Head and Shoulder Posture Affect Scapular Mechanics and Muscle Activity in Overhead Tasks. J Electromyogr Kinesiol, 20(4): 701-709, 2010.

28. Page, P., Frank, C. C., & Lardner, R. 얀다의 근육 불균형의 평가와 치료 (이승환 외 역). 푸른솔, 2012.

29. Physio-Pedia. Hip Hinge - Physiopedia. In Physio-Pedia. Retrieved from https://www.physio-pedia.com/Hip_Hinge

30. Preziosi Standoli, J. et al. Scapular Dyskinesis in Young, Asymptomatic Elite Swimmers. Orthop J Sports Med, 6(1), 2325967117750814, 2018.

31. 김명기. 자세교정을 위한 단계별 운동처방, 범문에듀케이션, 2017.

32. 김선진. 운동학습과 제어-개정판, 대한미디어, 2015.